Udo Baer

DDR-ERBE IN DER SEELE

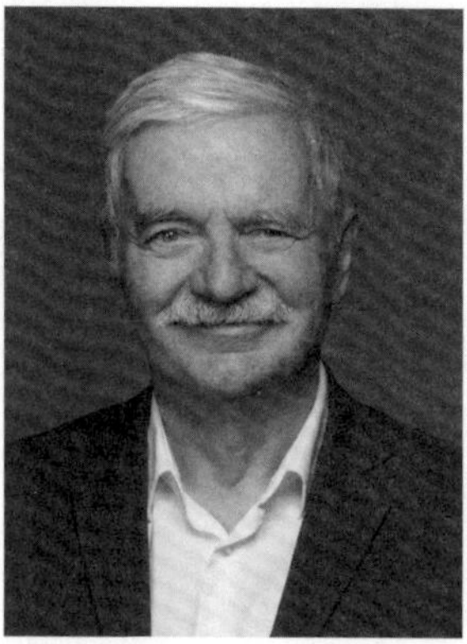

© Udo Baer

Dr. Udo Baer, aufgewachsen in der Niederlausitz, ist Kreativer Leibtherapeut, Mitbegründer und Geschäftsführer der Zukunftswerkstatt therapie kreativ, wissenschaftlicher Leiter des Instituts für Gerontopsychiatrie (IGP), Vorsitzender der Stiftung Würde und Mitbegründer des Pädagogischen Instituts Berlin (PIB). Gemeinsam mit Dr. Gabriele Frick-Baer Autor u. a. des Ratgebers *Kriegserbe in der Seele* (2015).

Udo Baer

DDR-ERBE IN DER SEELE

Erfahrungen, die bis heute nachwirken

BELTZ

MIX
Papier aus verantwortungsvollen Quellen
FSC® C089473
FSC www.fsc.org

Dieses Buch ist erhältlich als:
ISBN 978-3-407-86636-3 Print
ISBN 978-3-407-86637-0 E-Book (EPUB)

2. Auflage 2023

in der Verlagsgruppe Beltz · Weinheim Basel
Werderstraße 10, 69469 Weinheim

Umschlaggestaltung: www.stefanielevers.de (Gestaltung),
www.stephanengelke.de (Beratung)
Umschlagabbildung: ©bgblue/gettyimages.de
Herstellung und Satz: Sarah Veith
Druck und Bindung: Beltz Grafische Betriebe, Bad Langensalza
Printed in Germany

Weitere Informationen zu unseren Autor_innen und Titeln
finden Sie unter: www.beltz.de

INHALT

VORWORT

WARUM DIESES BUCH?

Im Februar 1960 – ich war damals zehn Jahre alt – gingen meine Eltern, mein jüngerer Bruder und ich nachts durch den Schnee in Spremberg zum Bahnhof. Meine Eltern wussten, dass wir im Schnee Spuren hinterließen, und schlugen deshalb nicht den direkten Weg zum Bahnhof ein, sondern gingen erst in Richtung der Wohnung meiner Tante und meiner Urgroßmutter. Die »Auskunftsperson« in dem Haus, in dem wir wohnten, sollte nicht mitbekommen, dass wir uns abends Richtung Bahnhof aufmachten. Damals flohen viele Menschen aus der DDR in den »Westen«, und alle, die die SED unterstützten, waren angehalten, verdächtige Bewegungen zu melden.

Auch wir wollten fliehen. Doch damals wusste ich das nicht. Meine Eltern hatten es uns Kindern nicht erzählen dürfen. Zu leicht hätte uns an der falschen Stelle ein falsches Wort entschlüpfen und dazu führen können, dass unsere Eltern ins Gefängnis und wir in ein Kinderheim gekommen wären. Wir liefen also über Umwege zum Bahnhof, setzten uns in den Zug nach Berlin und stiegen dort in die S-Bahn um. Die S-Bahn fuhr quer durch die Berliner Mitte. Noch gab es keine Mauer. Noch hielt die S-Bahn auch in einigen Bahnhöfen in West-Berlin. Dort war Aussteigen verboten. Wir fuhren mit leichtem Gepäck und einem Kuchen als »Geschenk« in der Hand meiner Mutter unter dem Vorwand, Bekannte in Ost-Berlin zu besuchen. Nichts sollte Verdacht erregen. An dem Bahnhof öffneten sich die Türen und schlossen gleich wieder, doch wir schlüpften schnell hindurch und rannten in das Bahnhofsgebäude. Für meinen Bruder und mich war dies alles unverständlich und verwirrend. Schließlich setzten wir uns – es war mittlerweile später Abend – in den Wartesaal. Hier erzählten uns unsere Eltern, dass wir nie mehr zurückkehren könnten. Wir würden jetzt in den Westen gehen, erst in ein Flüchtlingslager, und dann würden wir eine neue Heimat finden. Als meinem Bruder und mir die Tränen kamen, sagte meine Mutter. »Hier wird nicht geweint. Das ist nicht so schlimm. Dafür gibt es hier im Westen Bananen!«

Würde ich diese Geschichte nicht selbst erlebt und insbesondere die letzten Sätze nicht selbst gehört haben, sondern in einem Roman lesen, würde ich denken, dass diese Reaktion doch arg übertrieben wäre. Doch solche Aussagen, die weder Schmerz noch Erschütterung zuließen, habe ich in vielen Gesprächen nach meinen Vorträgen von Menschen mit einer ähnlichen Geschichte gehört. Trauer durften weder die Kinder noch die Eltern spüren, Trost zu spenden war nicht Bestandteil ihres Repertoires. Auch wenn dies nun schon Jahrzehnte her ist, wirkt diese Szene zusammen mit vielen anderen immer noch in mir nach. Zum Beispiel so:

* Viele Jahre lang hatte ich, wenn ich auf Bahnhöfen war, immer das Bedürfnis, mir etwas zu essen zu kaufen. Damals im Wartesaal gab es Bockwurst mit Brötchen. Die Fluchterfahrung wirkte so nach, dass mich in Bahnhöfen immer das Verlangen überkam, etwas zu essen, egal ob ich Hunger hatte oder nicht.
* Heimat war für mich bis vor zehn oder 15 Jahren nie ein Thema. Ich wusste nicht, wo meine Heimat war. Heimat hatte keinerlei Bedeutung, bis ich vor allem im Austausch und bei der Begleitung von Flüchtlingen aus Syrien, Irak und Afghanistan spürte, dass die Frage nach der Heimat nicht nur für

diese Menschen, sondern auch für mich eine große, ja existenzielle Frage war und ist.

* Gefühle wie Trauer nicht zu zeigen und stattdessen mit Bananen getröstet zu werden beeinflusste mich lange. Es ging nur vordergründig um Bananen. Tief in mir lernte ich, Gefühle nicht spüren und erst recht nicht zeigen zu dürfen. Wie Trost und Trösten geht, habe ich erst später in der Beziehung mit meinen Kindern erfahren dürfen.
* Meine Eltern hatten vor der Flucht Kleidungsstücke, Bettwäsche, Bücher und anderes an Freunde und Bekannte im Westen geschickt, die zuvor in unserer Heimatstadt gelebt hatten. Meine beste Hose und vor allem mein Lieblingsbuch *Die Söhne der großen Bärin* waren verschwunden, von der Stasi wie rund die Hälfte aller Päckchen von Ost nach West und West nach Ost gestohlen, wie ich später erfuhr. Ich suchte und suchte und wurde fast verrückt, weil ich dachte, ich hätte es verbummelt. Auf die Idee, mich bei meinen Eltern zu beklagen oder sie wenigstens zu fragen, kam ich nicht. Die Schuld konnte nur bei mir liegen. Das blieb, lange.

Noch viele andere Phänomene konnte ich später als Erbe dieser Fluchterfahrung und der Jahre in der DDR identifizieren. Und wie mir ging es vielen anderen auch. In der therapeutischen und pädagogischen Begleitung anderer Menschen merkte ich, dass das DDR-Erbe sowohl in der Seele als auch im Verhalten vieler nachwirkt. Dem näher zu kommen interessierte mich und ich möchte diese Erfahrungen und Einsichten in diesem Buch vorstellen.

Wer kann ein DDR-Erbe in der Seele tragen? Das sind die Menschen, die in der DDR groß geworden sind, und diejenigen, die in den Achtzigerjahren, also kurz vor dem Untergang der DDR, dort geboren und in der BRD erwachsen wurden. Ich wende mich auch und insbesondere an deren Kinder und Enkel, weil mir und anderen auffiel, dass dieses Erbe der DDR in die nächsten Generationen hineinwirkte und sich dort zeigte. Auch Kinder derjenigen, die die DDR verlassen haben, tragen das DDR-Erbe in sich, ganz gleich, ob sie vor dem Bau der Mauer oder danach geflohen oder erst nach 1989 in die alten Bundesländer gezogen sind. Das gilt ebenso für die Kinder derjenigen, die in der DDR zufrieden lebten, wie für die Kinder der oppositionellen und politisch verfolgten Menschen.

Einiges, was sie als DDR-Erbe in sich tragen, wird dem ähneln, was Menschen fühlen und denken, die in der alten BRD aufgewachsen sind. In beiden Teilen Deutschlands beruhen die Erfahrungen der Menschen auf den Erfahrungen der Schrecken des Zweiten Weltkriegs und des Nationalsozialismus. Dazu kommen die Jahrzehnte des Kalten Kriegs. Es gibt Gemeinsamkeiten und es existieren Unterschiede und Besonderheiten. Mir geht es in diesem Buch nicht darum, das DDR-Erbe »sauber« von dem seelischen Erbe der Menschen in der BRD zu trennen. Die DDR existierte 40 Jahre lang und hat in all ihren Besonderheiten Spuren hinterlassen. Um diese Spuren zu verstehen und damit angemessen umzugehen, gilt es, zu würdigen, was war und was ist.

Dieses Buch ist keine politische oder soziologische Analyse, aber es kann die vorhandenen Analysen ergänzen und, so hoffe ich, erweitern. Ich werfe den Blick nicht vorrangig auf die Gesellschaft, sondern zunächst und hauptsächlich auf die einzelnen Menschen. Ich möchte beschreiben, wie das DDR-Erbe in ihnen nachwirkt. Dies wiederum kann den Blick auf gesellschaftliche Entwicklungen schärfen.

Wenn ich in meinem Eingangsbeispiel beschrieben habe, dass zumindest in unserer Familie ein DDR-Erbe darin bestand, den Ausdruck und den Austausch von Gefühlen zu tabuisieren, so kann das für andere ebenfalls zutreffen. Manche Menschen können aber auch das Gegenteil erlebt haben. Was ich beschreibe, gilt nicht für alle. Immer existiert auch das Gegenteil: Neben der Angst lebt der Mut, neben der Anpassung der Widerstand usw. Ich werde in diesem Buch Phänomene des DDR-Erbes beschreiben, denen ich häufig begegnet bin. Anschließend werde ich erklären, wie das seelische Erbe der DDR auch über Generationen weiterwirken kann. Jeder Aspekt des DDR-Erbes in der Seele könnte umfangreicher und differenzierter betrachtet werden, doch das würde die Absicht und den Rahmen dieses Buches sprengen. Mir geht es hier um eine Gesamtschau der vielfältigen Facetten des seelischen DDR-Erbes, durch die seine Bedeutung und sein Gewicht deutlich werden und die Ihnen Anregungen geben kann, eigene oder familiäre Erfahrungen tiefer oder gar in neuem Licht zu betrachten.

Wenn ich hier von »Opfern« spreche, ist mir bewusst, dass in dieser Bezeichnung Unterschiedliches anklingt: Menschen, die Gewalt, Erniedrigung, Beschämung und anderes Leid erfahren haben, sind Opfer. Und gleichzeitig sind sie nie nur Opfer, sondern auch kraftvolle und kompetente Menschen, die nicht auf ihre Erfahrungen als Opfer reduziert werden wollen und sollen.

Das Buch schließt mit Hinweisen und Empfehlungen, wie dem DDR-Erbe in der Seele produktiv begegnet werden kann. Viele Menschen bemühen sich, die seelischen Folgen ihrer Erfahrungen in der DDR zu ignorieren oder gar auszuradieren. Letzteres kann nicht gelingen, und der Versuch vergeudet nur Kraft und Lebenszeit. Dem DDR-Erbe »produktiv« zu begegnen heißt, sich mit ihm auseinanderzusetzen und zu differenzieren, was Sie, was wir akzeptieren und wozu wir Alternativen suchen. Das kann dazu beitragen, mit der Vergangenheit Frieden zu schließen. Die Hinweise und Empfehlungen in diesem Buch beruhen auf meinen Erfahrungen in der Begleitung von Menschen und haben sich bewährt. Wieder nicht für alle, aber für viele.

Wie das DDR-Erbe in uns wirkt, wird in den Texten, so hoffe ich, deutlich werden. Vor einigen Jahren habe ich schon einmal den Versuch unternommen, diese Erfahrungen aufzuarbeiten und niederzuschreiben. Ich habe dafür, unterstützt von meiner Frau und Kollegin Gabriele Frick-Baer, zahlreiche Interviews geführt, hauptsächlich mit Menschen, die wie ich als Kind die DDR vor oder nach dem Mauerbau verlassen mussten. Ich brach die Arbeit ab, oberflächlich, weil »andere Aufgaben dazwischenkamen«. In Wirklichkeit, weil dieses Thema mich zu sehr aufregte. Nun knüpfe ich wieder daran an. Ich habe Literatur dazu ausgewertet, vor allem aber über 20 weitere längere und zahlreiche kürzere Interviews geführt, um die individuellen Spuren des DDR-Erbes zu erkunden.

Ich danke allen Gesprächspartner/-innen, dass sie sich auf die Interviews eingelassen haben, auch wenn manchmal die Beschäftigung mit dem DDR-Erbe in ihrer Seele sie aufwühlte. Für viele waren die Gespräche schmerzhaft und gleichzeitig befreiend. Selbstverständlich wurden die Interviewten und das, was sie erzählen, anonymisiert. Manches habe ich zitiert, anderes floss in die Schlussfolgerungen und Einschätzungen ein.

Ganz gleich, ob Sie in den neuen Bundesländern leben oder ob Sie in den alten Bundesländern wohnen und Sie bzw. Ihre Eltern aus der ehemaligen DDR stammen oder ob Sie sich über das seelische Erbe hinaus politisch für die gesellschaftlichen Auswirkungen des DDR-Erbes interessieren – für Anregungen, Kritik und Erweiterungen bin ich dankbar. Sie können mir unter meiner Mailadresse schreiben: u.baer@baer-frick-baer.de.

KAPITEL 1

»Irgendwie war die Angst normal«

DIE ALLGEGENWÄRTIGE UND VERBOTENE ANGST

Ich erinnere mich an einen 1. Mai in den Fünfzigerjahren. Ich war ein kleiner Junge. Mein Vater war krank und deshalb zu Hause. Vor unserem Fenster zog der Marsch zum 1. Mai vorbei. Mein Vater linste durch die Gardine nach draußen, bleich im Gesicht und fiebrig. Als ich einmal die Gardine bewegte, hatte er panische Angst, dass er von der Straße aus gesehen würde. Das durfte nicht sein. Er war ja krankgeschrieben. Er durfte nicht am Fenster stehen.

Von der Straße aus gesehen zu werden war eigentlich nicht möglich. Seine Angst ging über den Anlass weit hinaus. Diese Szene brannte sich in meine Erinnerung ein, denn das Verhalten meines »starken« – oder zumindest als stark gewünschten Vaters – irritierte mich als Kind nachhaltig. Eine Erklärung damals gab es nicht, mein Vater verstummte, und die Angst und wahrscheinlich auch die Scham, die er angesichts seiner Angst verspürte, mündeten in Sprachlosigkeit zwischen ihm und mir und setzten sich auch in mir fest.

Angst, die größer ist als der eigentliche Anlass, war in der DDR weit verbreitet. Man hatte Angst, bei irgendetwas »erwischt« zu werden. Man hatte Angst, aufzufallen. Man hatte Angst, etwas Falsches zu sagen. Diejenigen, die die Dreißiger- und Vierzigerjahre erlebt hatten, kannten diese Gefühle aus der NS-Diktatur, in der viele Menschen Angst hatten, aufzufallen und verfolgt zu werden. Dann kam der Krieg, der ebenfalls Ängste hervorrief: Angst um das eigene Leben, um die körperliche Unversehrtheit, um die Familienangehörigen.

Angst gehört zu jedem Menschen. Wie jedes Gefühl hat die Angst einen Sinn. Sie schützt uns vor Gefahren, sie bewahrt uns davor, gefährliche Risiken einzugehen. Wenn ich zum Beispiel eine Straße überqueren möchte und Angst habe, dass mich ein heranrasendes Auto überfährt, dann ist das gut so und ich bleibe stehen.

Eine solche Angst hat einen konkreten Anlass und ruft eine konkrete Wirkung hervor. Doch Angst kann sich auch verselbstständigen, das heißt, sich von einem identifizierbaren Anlass lösen. Oder sie kann Menschen überfluten, wenn sie sich existenziell bedroht fühlen und sich aus diesem Gefühl nicht mehr befreien können.[1] Beidem begegnen wir in der DDR und im DDR-Erbe in der Seele.

In der DDR wurde Angst für viele Menschen zum Alltagsbegleiter. Sie bestimmte das gesellschaftliche Klima und die familiäre Atmosphäre.

»Natürlich hatten wir Angst. Ich auch. Aber darüber wurde nicht geredet. Da war man zu stolz für. Aber die Angst war immer da. Immer! Auch wenn wir so taten, als gäbe es sie nicht. Auch wenn wir drüber lachten. Irgendwie war die Angst normal.«

In der DDR herrschte über das gesellschaftliche und politische System ein starker Anpassungsdruck. Die Menschen mussten sich unterordnen und einfügen. Die Folge dieses Anpassungsdruckes war die Angst, aus der Reihe zu tanzen und aufzufallen. Denn das konnte sanktioniert werden.

»Als ich noch auf der Schule war, hing dort ein Plakat mit einem Zitat von Honecker zu einem der Pläne, die alle erfüllen sollten. Mit Bild.

Eine andere Schülerin hat mit einem Stift Honecker einen Schnurrbart gemalt. Sie musste dafür eineinhalb Jahre ins Gefängnis. Mit 17! Das hat uns alle abgeschreckt … ja, eingeschüchtert. Das sollte es wohl auch«, erzählt Johanna M.

Wir Menschen verfügen über die Fähigkeit der Resonanz. Wir sind in der Lage, Gefühle anderer Menschen zu spüren und mit ihnen zu teilen. Ja, wir sind fähig, uns mit anderen so zu identifizieren, als würde das, was ihnen geschieht, uns wiederfahren. Wer das 17-jährige Mädchen kennt, das wegen eines albernen Streiches, wie ihn fast alle Jugendlichen machen, 18 Monate ins Gefängnis muss, ja, wer nur diese Schule als Ort des Ereignisses kennt oder von dem Ereignis gehört hat, der wird sich mit dem Opfer identifizieren. Das macht Angst. Die brutale Strafe macht Angst und wir teilen die Angst des Mädchens.

Das DDR-Regime nutzte das aus. Es tat viel dafür, den Eindruck zu erwecken, »alles« mitzubekommen, dass jeder Mensch unter Überwachung stünde. Das war Absicht, um den Anpassungsdruck zu erhöhen. Wie die Stasi-Akten nach der Wende zeigten, war vieles davon Realität. Es gab zum Zeitpunkt der Wende über 90 000 hauptamtliche Mitarbeiter/-innen der Stasi sowie 189 000 inoffizielle Mitarbeiterinnen und Mitarbeiter. Dazu kamen die »Auskunftspersonen« (AKP), von denen heute kaum jemand weiß. Damit wurden die Menschen bezeichnet, die der Stasi freiwillig Auskünfte über andere gaben. Im Bezirk Rostock waren das rund 18 Prozent der Bewohner/-innen.[2]

Anpassungsdruck und Angst als vertraute Lebensbegleiter verhinderten häufig offene soziale Beziehungen, zerstörten Vertrauen in andere Menschen und die eigene Wahrnehmungsfähigkeit und schränkten die Menschen auch innerlich in ihrer Lebendigkeit ein. Max J. erzählt von den Folgen seines Gefängnisaufenthalts:

»Ich hatte mit Freunden mal herumgeflachst, wie wir gemeinsam abhauen könnten über die Ostsee nach Dänemark. Dies haben später dann auch viele gemacht. Doch wir wurden abgehört oder einer von uns war ein Spitzel. Ich weiß es nicht. Jedenfalls kam es raus. Wir wurden verhaftet und ich wurde wegen Vorbereitung der Republikflucht und anderer üblicher Vergehen verurteilt und saß zwei Jahre im Gefängnis. Dann wurde ich vom Westen im Zuge des Austausches freigekauft. Doch die Angst vor dem Gefängnis oder die Angst im Gefängnis, die blieb. Auch im Knast war es unberechenbar, was die mit einem machen konnten. Aus heiterem Himmel alles Mögliche. Ich schrecke immer noch auf, drehe mich oft um, sitze im Restaurant immer mit dem Gesicht zur Tür in Habachtstellung, immer in Anspannung. Diese Anspannung lässt mich gar nicht mehr los. Ob das Angst ist oder wie man das sonst bezeichnet, ich weiß es nicht. Es ist zumindest auch Angst. Das ist mir selbstverständlich geworden. Leider.«

Wer in der DDR verfolgt wurde, dem blieb die Angst »in den Knochen stecken«. Zu einer Gefängnisstrafe verurteilt zu werden, sich als Gefangener erleben zu müssen, vor allem, wenn Willkür und/oder Maßlosigkeit der Strafe die Ursache sind, ist meist eine traumatisierende Erfahrung. Sie mobilisiert existenzielle Angst im Menschen (dazu später mehr in Kapitel 3). Fast immer bleiben besonders intensive Ängste, dass sich solches Geschehen wiederholen könnte. Die Seele bleibt in Alarmbereitschaft, wie bei Max J.

Auch die vielen Menschen, die aus der DDR geflüchtet sind (über vier Millionen), hatten vor und während der Flucht Ängste auszustehen. Würde die Flucht gelingen? Wenn nicht, was würde dann passieren? Eine Mutter, Gabi S., erzählt von der Zeit vor der Flucht:

»Als wir 1959 die Flucht vorbereiteten, mussten wir nach außen so tun, als wäre nichts. Das fiel uns nicht schwer, das kannten wir ja.

Aber innerlich kam die Angst. Wir hatten Furcht, erwischt zu werden, verpetzt zu werden, angezeigt zu werden. Man konnte ja niemandem wirklich trauen. Und wir wussten von anderen, dass dann Kinder in Heime gesteckt worden sind und die Eltern angeklagt wurden. Natürlich war auch die Angst da, wie es uns später ergehen würde, ob wir im Westen zurechtkommen würden. Aber vor allen Dingen war es die Angst, ob wir überhaupt unbeschadet herauskommen könnten. Meine sechsjährige Tochter fing damals an, nachts wieder einzunässen. Vielleicht hatte das auch mit dieser Atmosphäre zu tun.«

Alle mussten so tun, als wäre alles »normal«, als gäbe es nichts Besonderes. Angst zu zeigen war ein Verdachtsmoment, das auf die Vorbereitung einer »Republikflucht« hinweisen konnte. Eine Mitschülerin von mir wurde in der Schule zum Direktor und einer weiteren Person bestellt und ausgefragt, ob ihre Familie in den Westen »abhauen« wollte. Sie hatte sich in den Wochen davor verändert, sie war viel ängstlicher geworden und deswegen war sie in den Augen des Regimes verdächtig.

Tabuisierte Angst

Das Besondere an dieser Angst lag darin, dass es tabuisiert war, sie zu haben und zu teilen. In der DDR durfte niemand Angst haben außer »Klassenfeinde« und »Feinde des Sozialismus«. Und ein solcher Feind zu sein war strafbar. Diese Tabuisierung von Ängsten geschah auf dem Boden eines Menschenbildes und vor allem Männerbildes, das Ängstlichkeit diffamierte und diskreditierte. Traditionell setzte sich diese Bewertung vom Wilhelminischen Kaiserreich über den Nationalsozialismus bis in die DDR fort. Die Plakate zeigten überall starke sozialistische Helden und Heldinnen. Die »ruhmreichen Sowjetsoldaten« und antifaschistischen Kämpfer kannten keine Angst. Auch in der DDR-Literatur war Angst weitgehend ein Fremdwort.

Die Wurzeln der klimabestimmenden Angst der DDR-Bürger/-innen und die Angstverbote durch die Führung der DDR reichen bis in die Gründungszeit der DDR bzw. noch weiter zu Ereignissen während der Kriegszeit zurück. 104 der 142 Zentralkomitee-Mitglieder der KPD wurden im Moskauer Exil von Stalins Schergen ermordet. Von den Führungskräften überlebten nur drei, darunter Wilhelm Pieck und Walter Ulbricht, der rund 25 Jahre die DDR führte. Sie hatten nur überleben können, weil sie, die in fast täglichen Verhören um ihr Leben gefürchtet hatten, andere Parteigenossen anschwärzen und verraten mussten. Das musste ein Geheimnis bleiben. Angst macht eng (Wortstamm). Angst, die in Zeiten der existenziellen Bedrohung nicht gespürt werden darf – damit die Tabuisierung als Bewältigungsstrategie dem physischen und psychischen Überleben dient –, hinterlässt tiefe Spuren in der Identität des Menschen.

Wenn sich Menschen diesen – wohlgemerkt schrecklichen, traumatisierenden – Erlebnissen und Gefühlen dann »im Danach« nicht stellen, wenn sie sie als Erleben nicht wahrhaben, sondern »weghaben« wollen und auch nicht durch andere Menschen zu einer Auseinandersetzung motiviert werden, dann ist die Gefahr groß, dass sie in Zeiten, in denen sie selbst mächtig und andere Menschen ihnen ausgeliefert sind, deren Lebensraum einengen. Diese existenziellen Ängste der später führenden Politiker durften auch nach ihrer Rückkehr in die Sowjetische Besatzungszone und die DDR nicht sein. Kinder von in Moskau ermordeten Kommunisten, die Aufklärung über deren Schicksal forderten, wurden zum Schweigen gezwungen. Der Gründungsmythos der DDR beruhte auf Tabuisierung und Schweigen. Die Mitglieder der Führungsspitze wurden als »Helden« und »antifaschistische Vorkämpfer« verklärt. Alles andere durfte nicht sein.

Doch auch der Kampf der Kommunisten gegen das nationalsozialistische Verbrecherregime hatte teilweise Schattenseiten, die später nicht ans Licht kommen durften, sondern tabuisiert wurden: die Existenz der kommunistischen Kapos in den Konzentrationslagern, vor allem in Buchenwald. Kapos waren die Gefangenen, die als Helfer der SS tätig waren. Anfangs diente das deren Überleben. Doch die kommunistischen Kapos in Buchenwald übernahmen zunehmend die Kontrolle. Sie kontrollierten die Kammern (Magazin, Häftlingsbekleidungslager, Aufbewahrungsort der früheren beweglichen Habe der Häftlinge), die Arbeitsstatistik und das Lazarett und bestimmten die Todeslisten zumindest mit. Insbesondere polnische Gefangene wurden von den »roten Kapos« zu Tode gespritzt. All das wurde innerhalb der KPD als »Opfertausch« und »Kaderschonung« bemäntelt. Diese »roten Kapos« besetzten später zahlreiche Leitungsstellen in der DDR, darunter war der Direktor des berüchtigten Gefängnisses Bautzen. Die Parteiführung kannte die Akten über diese Menschen, verschwieg sie aber. Dies diente nicht nur der Geheimhaltung begangener Verbrechen, sondern auch der allgegenwärtigen Angstmache und war ein Druckmittel gegenüber den ehemaligen Kapos.[3]

Diese »Angst von oben« verband sich mit den Folgen der Kriegsängste und all den anderen Ängsten, die im Leben auftraten und auftreten. Und sie war verboten.

Horst K. erzählt aus seiner Schulzeit, dass er Angst bekam, als er zu einem Zeltlager der Jungen Pioniere zum ersten Mal ohne seine Eltern wegfahren musste.

»Mir wurde gesagt: Friedenskämpfer haben keine Angst. Und das war's, fertig aus, Angst haben verboten.«

Außerdem war die Ängstlichkeit nicht nur tabuisiert, sondern blieb für viele weitgehend diffus. Sie war also nicht an einzelnen konkreten Ereignissen oder Bedrohungen festzumachen, sondern verselbstständigte sich und wurde für viele zur Alltagsbegleiterin. Es konnte ja auch alles und jedes passieren. Es stand zum Beispiel die »Herabwürdigung führender Persönlichkeiten« unter Strafe. Gleichzeitig war es unter SED-Kadern zumindest nach dem Genuss von Alkohol verbreitet, Witze über ebendiese Persönlichkeiten zu reißen. Es gab kleine Inseln, die scheinbar angstfrei waren, doch die Angst bestimmte das gesellschaftliche Klima.

Die Kriegsangst und die Folgen

Nicht alle Ängste waren unbestimmt, manche sehr konkret, ohne jedoch für den Einzelnen so greifbar zu sein, dass er oder sie etwas dagegen tun konnte. Zum Beispiel wurde in der DDR immerfort Kriegsangst geschürt. Diese Kriegsangst war konkret, es war die Zeit des Kalten Kriegs zwischen Ost und West. Die Menschen, vor allem die Kinder, machten sich konkrete Sorgen und entwickelten Fantasien, was passieren könnte. Mandy P., die zu DDR-Zeiten in die Schule ging, erzählt:

»Mir kam es vor, als wäre die DDR der einzige Ort des Friedens in der Welt. Überall gab es Kriege. Nicaragua, Reagan drohte mit dem Atomkrieg, dann Irak. Der Imperialismus schürte den Krieg und wollte die friedliebende DDR und die sozialistischen Bruderstaaten bedrohen. Wir hatten als Kinder immer Angst vor dem Krieg und wollten alles tun, um den Frieden zu bewahren. Bei den Jungen Pionieren hieß es immer: ›Für Frieden und Sozialismus – allzeit bereit – immer bereit‹.«

Kinder beziehen allgemeine Aussagen fast immer auf sich.

Wenn gesagt wird, dass Krieg droht, dann ruft das in Kindern Angst hervor, um sich und ihre Familie. Wenn das Land und alle Kinder aufgerufen werden, den Frieden zu schützen, dann fühlen sich Kinder dafür verantwortlich. Doch dieser Verantwortung können Kinder nicht nachkommen, das überfordert sie. Also bekommen sie Angst, wie Mandy P. weiter mitteilt:

»Wir haben im Wald Verstecke gesucht, um uns vor den Atombomben zu schützen. Das haben damals viele gemacht. War natürlich Quatsch, aber wir hatten Angst.«

Auch das Sammeln von Altpapier sollte ein konkreter Beitrag für den Weltfrieden sein. Manche jüngere Kinder glaubten daran, mit zunehmendem Alter wurde es aber auch für sie unglaubwürdiger, ja lächerlich.

Wir wissen aus den Untersuchungen[4] über die Ängste, die nach dem Zweiten Weltkrieg in die nächste und übernächste Generation weitergegeben wurden, dass diese Weitergabe begünstigt wird durch Schweigen, wenn über Ängste nicht geredet wird. Die Ängste bleiben nebulös und ungreifbar und verbinden sich mit Unsicherheit, Hilflosigkeit und Ohnmacht. So bleiben sie erhalten und selbstverständlich, wirken im Geheimen und setzen sich in den Kindern und Enkeln fort.

Zu meiner ersten Erinnerung als Kind gehörte – neben der an eine lebensgefährliche Erkrankung – der sowjetische Panzer auf dem Platz vor unserer Wohnung, der dort nach dem 17. Juni 1953 auffuhr, um den Aufstand der Bevölkerung in Form von Streiks, Demonstrationen und Protesten niederzuschlagen. Über die Kriegsängste meiner Eltern wurde nie gesprochen. Und doch waren sie da. Das spürte ich. Das spürten alle. Sie kroch durch alle Ritzen. Der Zweite Weltkrieg war erst acht Jahre vorbei. Dann, als wir in den Westen kamen, kam die Kuba-Krise und wieder das Spüren der Kriegsangst, für die wieder keine Worte gefunden wurden. Wieder war sie da und gleichzeitig durfte nicht darüber gesprochen werden. Ich weiß noch, wie ich alle Artikel aus den Zeitungen ausschnitt, die die Kuba-Krise betrafen, und in ein großes Heft klebte. Warum ich das tat, wusste ich nicht. Vielleicht war das ein Ausdruck meiner Kriegsängste, die nicht nur meine waren. Und der kindliche Versuch, etwas buchstäblich zu fassen zu bekommen, was nicht zu (be)greifen war.

Insbesondere wenn Gefühle lebendig sind, die aber nicht offen ausgesprochen und benannt werden, können sie an die nächste Generation weitergegeben werden. Peggy V. erzählt von ihren Gefühlen:

»Ich bin ein Jahr vor dem Mauerfall geboren und ich habe noch oft Angst. Ich weiß immer noch nicht, wo das herkommt. Jetzt ist mir in der Therapie aufgefallen, dass mein Elternhaus voller Angst war. Über diese Angst wurde aber nicht gesprochen. Sie war versteckt, eingesperrt, und doch habe ich sie als Kind mitbekommen, aufgesaugt wie Muttermilch. Und jetzt habe ich Angst, oft ohne zu wissen warum, und ich traue mich nicht, darüber zu reden oder sie zu zeigen.«

Eine andere Form, Angst zu verbergen und zu tabuisieren, bestand darin, gar keine Angst zu haben. Das Gefühl der Angst wird abgetötet oder gegen andere Gefühle »eingetauscht«.

»Ich habe mir nie was bieten lassen und immer mein Maul aufgerissen. Meine Arbeitskollegen haben mich gewarnt, oft sogar. Die hatten Angst, ich nicht. Ich wusste gar nicht, was Angst war, wurde immer frecher. Wenn ich nach oben bestellt wurde, habe ich richtig Kontra gegeben. Bis ich dann verhaftet wurde … Da bin ich wohl in offene Messer gelaufen.«

Dieser Arbeiter, Sven R., verhielt sich selbstbewusst und mutig. Und er hatte kein Gespür, was in der DDR ging und was nicht. Dafür musste er mit Gefängnis bezahlen. Ein gewisses Maß an

Angst hätte ihn auch schützen und ihn dazu bewegen können, umsichtiger vorzugehen, vorsichtig und gleichzeitig mutig. Vielleicht hätte ihm das die Gefängnisstrafe erspart, vielleicht auch nicht. Wenn die Angst Menschen nicht umsichtig macht, sondern sie überwältigt, gehen oft der Mut und das Selbstbewusstsein verloren. Wenn die Angst ganz ausgeschaltet wird, werden Menschen unvorsichtig. Sie laufen wie zum Beispiel Sven R. in »offene Messer«, die die Stasi für ihn bereitgestellt hatte. In dem Märchen »Von einem, der auszog, das Fürchten zu lernen« wird von einem Jungen erzählt, der keine Angst kannte. Er hat in dem Märchen keinen Namen, seine Mutter wird nicht erwähnt, Vater und Bruder verstoßen ihn. Er spürt keine Gefühle und auch keine Angst. So begibt er sich in immer gefahrvollere Situationen, kämpft schließlich sogar in einem Schloss mit Gespenstern. Das Märchen endet damit, dass er seine Angst und seine anderen Gefühle erst spürt, als er sich verliebt und seine Liebe erwidert wird.

Ganz gleich, in welcher Form sich Angst zeigt oder verbirgt: Bei vielen Menschen ist die Angst ein Teil des DDR-Erbes in der Seele. Sie wird uns bei verschiedenen anderen Aspekten des DDR-Erbes in den Erfahrungen der Menschen wieder begegnen.

KAPITEL 2

»Meine Heimat war der Umzugswagen«

VON GRENZEN, HEIMATLOSIGKEIT UND FREMDHEIT

Mein vor vielen Jahren verstorbener Vater ist in einem kleinen Dorf im Spreewald geboren und musste die heimatliche Umgebung schon als Jugendlicher verlassen, um eine Ausbildung in Thüringen zu absolvieren. Dann wurde er im Alter von 21 Jahren eingezogen und durchlebte den Zweiten Weltkrieg in verschiedenen Regionen, zuletzt auf einem Minensuchboot in der Ostsee. Von dort floh er in den letzten Kriegstagen nach Westen zur britischen Armee, weil er sich bei ihr ein besseres Gefangenenlager versprach, als wenn er von Einheiten der sowjetischen Armee gefangen genommen worden wäre. Die Desertation und Flucht gelangen.

Nach der Kapitulation des nationalsozialistischen Regimes kehrte er in seine Heimat zurück. Dort standen in den ersten Jahren die Heirat mit meiner Mutter sowie meine Geburt und die meines jüngeren Bruders im Vordergrund. Nach der Niederschlagung des Ungarn-Aufstandes 1956 durch die Sowjetarmee unternahm meine Familie den ersten Versuch, in den Westen überzusiedeln. Damals waren die Grenzen noch weitgehend offen. Mein Vater ging unter dem Vorwand eines Verwandtenbesuches nach Hessen und versuchte dort, eine Arbeit und eine Wohnung zu finden. Beides gelang ihm nicht. Also kehrte er wieder zurück und meine Eltern richteten sich im Osten ein. 1960 dann, als die Flüchtlingszahlen anstiegen und meinen Eltern mitgeteilt wurde, dass ich wegen fehlender Mitgliedschaft bei den Jungen Pionieren nie würde studieren dürfen, war es dann so weit. Die Familie floh nach West-Berlin und landete nach einigen Monaten in verschiedenen Lagern schließlich am Niederrhein.

Die DDR war über die ganze Dauer ihrer Existenz ein Land der Geflüchteten und der Flüchtenden.[5] 1947 war jeder vierte Bewohner der Sowjetischen Besatzungszone aus den ehemaligen Ostgebieten geflüchtet oder vertrieben worden. 1952 lebten in der DDR 4,1 Millionen Vertriebene. Bis zum Bau der Mauer 1961 flohen 2,6 bis vier Millionen Menschen aus der DDR, rund 400 000 bis 500 000 kehrten in dieser Zeit wieder dorthin zurück.

In den Aufnahmelagern in West-Berlin wurden alle DDR-Flüchtlinge mehrmals verhört und eingestuft, ob sie »Wirtschaftsflüchtlinge« oder »politische Flüchtlinge« waren. »Wirtschaftsflüchtlinge« erhielten keine Arbeitserlaubnis und wurden zum Beispiel nicht von Berlin in die westlichen Bundesländer ausgeflogen. Nach dem Bau der Mauer reisten 420 000 Menschen legal aus der DDR aus oder wurden als politisch verfolgte Menschen von der BRD freigekauft. Insgesamt verließen zwischen dem Bau der Mauer 1961 und dem Ende der DDR rund 600 000 Menschen die DDR. Wie viele vor und während der Flucht festgenommen wurden, ist nicht bekannt. Vor dem Zusammenbruch der DDR entstand eine neue große Fluchtbewegung. Allein im Juli und August 1989 flohen mehr als 50 000 Menschen aus der DDR.

Das Thema Flucht war in weiten Teilen der DDR-Bevölkerung immerwährender Gesprächsstoff, fast immer nur heimlich und unter Vertrauten. Man erzählte sich, wer weg war oder – nach 1961 – wer einen Ausreiseantrag gestellt hatte. Selbst in Formulierungen offiziell gesungener Lieder wie des Lieds der Jungen Pioniere fand das Thema seinen Niederschlag.

»Nimm die Hände aus der Tasche.
Sei kein Frosch und keine Flasche.
Zieh nicht Leine, das ist deine Sache hier.«

Mit der Redewendung »Zieh nicht Leine« war offiziell gemeint, sich nicht den von der SED vorgegebenen gesellschaftlichen Aufgaben zu entziehen. Doch diese Redewendung hatte auch immer eine andere Bedeutung. »Leine ziehen« war für viele ein Begriff für diejenigen, die in den Westen gingen, »die rübermachten« oder »die abhauten«.

Auch heute leben viele ehemalige DDR-Bürger/-innen und deren Nachkommen nicht in den Bundesländern, die die ehemalige DDR ausmachten, sondern in den alten Bundesländern der BRD. Viele haben eine Fluchtgeschichte oder sind nach 1989 weggezogen. Nach einer Auswertung von *Zeit-Online*[6] zogen in den Jahren 1991 bis 2017 3 681 649 Menschen aus den neuen Bundesländern in die alten, fast ein Viertel der Bevölkerung der ehemaligen DDR, wobei die große Abwanderungswelle 1990 noch mitgezählt wurde. Umgekehrt waren es 2 451 176 Menschen, die in die Gebiete der ehemaligen DDR zogen.

All das hatte seelische Folgen.

Heimat und Heimatlosigkeit

Elli W., die eine ähnliche Geschichte wie meine Familie hat, erzählt, dass ihre Eltern immer wieder von ihrer alten Heimat sprachen:

»Die haben sehr viel über die Heimat gesprochen. Ich hatte immer das Gefühl, die lebten nicht da, wo sie waren. Sie lebten in ihrer Erinnerung und in ihrer alten Heimat. Das war so ein überdimensionales Tier, und ich hatte immer diesen Zwiespalt, immer dieses ›Ich bin zwar hier jetzt, aber ich müsste eigentlich etwas anderes spüren, weil hier sind wir ja nicht zu Hause‹. Also war es nie richtig, wie ich war. Das Gefühl kam vor allem auf, wenn es mir gut ging, wenn ich anfing, mich in meiner Haut wohlzufühlen.«

Dass für die Geflohenen und Ausgebürgerten die DDR ihre Heimat blieb, hörte ich oft. Auch für die Liedermacherin Bettina Wegener, die nach Gefängnis, Auftrittsverboten und anderen Verfolgungen 1983 nach Westberlin-Frohnau »ausgebürgert« wurde (das bedeutet, dass sie vor die Wahl gestellt wurde, auszureisen oder wieder ins Gefängnis zu gehen), blieb der Osten ihre Heimat:

»Ich sage bis heute noch ›hier‹ und ›drüben‹, und wenn ich ›hier‹ sage, meine ich den Osten. Wenn ich aber in den Osten gehe, ist das auch nicht mehr meine Heimat, es ist ja alles anders. Die Heimat ist ein für allemal weg, es gibt sie für mich nicht mehr.«[7]

Wilhelm F., dessen Eltern Ende der Siebzigerjahre von der DDR in die BRD übergesiedelt waren, erzählt:

»Bei uns gab es nur den Neuanfang. Das, was vorher war, galt nicht, gab es nicht, existierte nicht. Da war nichts. Null. Gar nichts. Ich hatte keine Geschichte. Neue Bücher, neue Anziehsachen, neue Menschen, die ich nicht verstand. Ich fühlte mich total fremd und irgendwie entwurzelt. Wenn ich meine Eltern nach früher fragte, gab es keine Antwort oder sie versteinerten. Sie mussten dort Schlimmes mitgemacht haben, was genau, also ich weiß nicht …, weiß ich immer noch nicht.«

Die Entwurzelung und das Gefühl der Heimatlosigkeit waren für viele Menschen extrem. Das galt insbesondere für diejenigen, die zweimal ihre Heimat verlassen mussten. Ernst D. zum Beispiel erzählt über seine Kindheitserfahrungen:

»Meine Eltern haben nur gearbeitet. Ununterbrochen. Sie kamen aus Schlesien. Sind vor den Kämpfen nach Brandenburg geflohen. Da bin ich geboren. Versteckt im Stall. Nach der Kapitulation sind alle wieder zurück nach Schlesien. Dann die Vertreibung. Nach Neu-Strelitz. Da bekamen wir eine Wohnung. Meine Eltern schufteten, um sich wieder was aufzubauen. Dann, muss so Mitte der Fünfziger gewesen sein, wieder weg, in den Westen, nach Bremen. Warum, weiß ich nicht, haben sie nie erzählt. Immer nur Andeutungen. Politischer Ärger und so. Damit Vater nicht in den Knast kommt. Wieder alles weg und alles neu. Wieder viel arbeiten, um Möbel zu kaufen und Kleidung und so. Wir hatten ja nichts.«

Ein Drittel der später in die BRD geflohenen Menschen waren wie die Familie von Ernst D. als Vertriebene in die DDR gekommen. Sie mussten zweimal einen Neuanfang wagen und den Verlust der alten Heimat akzeptieren.

Heimat bezeichnet oft Orte und Regionen, in denen Menschen aufgewachsen sind. Dort entstand Vertrautheit, man kennt sich aus und fühlt sich meist selbstverständlich »zugehörig«. Deshalb steht das Wort »Heimat« oft auch für ein Befinden oder Gefühl: Man fühlt sich »heimatlich« oder »zu Hause«. Diese Doppelbedeutung gilt auch für das Gegenteil, die Heimatlosigkeit. Das Gefühl der Heimatlosigkeit wurde für viele ein Grundgefühl, bis in die nächste Generation hinein. Manche wurden ruhelos und heimatlos, fühlten sich ihrer Wurzeln beraubt. Sie ließen sich mal hierhin, mal dorthin treiben und wurden nicht sesshaft, oder wenn, dann fühlten sie sich innerlich heimatlos.

»Heimat hatte für mich keine Bedeutung. Ich zog oft um. Wenn ich mich nach ein oder zwei Jahren eingerichtet hatte, trieb es mich wieder weg. Mal war es eine bessere Arbeitsstelle, mal eine Freundin. Egal

was der Anlass war – ich wanderte umher. Nirgendwo blieb ich. Meine Heimat war der Umzugswagen«, meint Gabriele S.

Sie hielt es nie lange aus, auch nicht in Beziehungen zu anderen Menschen. Wenn es irgendwo Schwierigkeiten gab, ergriff sie »die Flucht«. Manchmal flüchtete sie auch, wenn es besonders schön wurde. Dann fühlte sie sich »zu eingeengt« und ging. Oft wurde sie unruhig, ohne dass sie wusste, warum. Ein solches Verhalten und solche Gefühle können in verschiedenen biografischen Erfahrungen gründen. Doch wie bei Gabriele S. kann eine Ursache in den Fluchterfahrungen liegen, die sie überfordert hatten und die sie nie mit anderen teilen konnte. Die innere und äußere Heimatlosigkeit und Ruhelosigkeit begleiteten sie so ihr Leben lang.

Andere wollten nie mehr umziehen. Sie krallten sich wie Ruth M. an dem fest, was sie hatten und wo sie waren:

»Mein Freund war abenteuerlustig, ich nicht. Daran scheiterte unsere Beziehung. Er wollte was unternehmen, ich nicht. Ich wollte, dass es bleibt, wie es war. Ich wollte auch nicht weit weg in den Urlaub. Immer dorthin, wo es vertraut war. Dann heiratete ich jemanden, der so war wie ich. Etwas langweilig.«

Ruth M. suchte das Gegenteil von Flucht und Wanderung. Sie sehnte sich nach Stabilität und dauerhaftem Bleiben. *»Nie mehr wegmüssen!«*, das wurde ihr Lebensmotto.

Den verschiedenen Reaktionen auf Fluchterfahrungen bin ich häufig begegnet, auch in meiner Familie. Meine Eltern hatten zum Beispiel Anfang der Siebzigerjahre ein Angebot, eine kleine Einfamilienhaushälfte günstig zu erwerben. Alles war vorbereitet. Am Tag der Unterzeichnung des Kaufvertrags sagte mein Vater nach einer schlaflosen Nacht den Kauf ab. Seine Begründung: *»Wenn wir noch mal wegmüssen, können wir das Haus nicht mitnehmen.«*

Er war nicht ständig auf der Flucht, aber immer auf eine weitere Flucht vorbereitet.

Viele fühlten sich als Kinder bei der Flucht ausgeliefert. Vor allem, wenn die Flucht besonders gefährlich war. Dora K. war vier Jahre alt, als ihre Familie in den Fünfzigerjahren floh, um der politischen Verfolgung zu entgehen. Im Zug nach Berlin wurde bei einer Kontrolle der Vater von Polizisten aus dem Zug geholt, weil ihnen irgendetwas verdächtig vorkam. Die Mutter und die Kinder fuhren weiter bis zum Ost-Berliner Bahnhof und standen nun vor der Entscheidung, nach West-Berlin zu fahren oder wieder dorthin zurück, wo sie herkamen. Die Mutter schwankte lange hin und her. Sie hatte sich gerade entschieden, wieder zurückzufahren, da rief der Bruder: »Da kommt Papa!«, als dieser aus einem anderen Zug stieg. Die Familie fuhr schließlich nach West-Berlin. Dora K., die damals das kleine Mädchen war, erinnert sich an ihre Gefühle:

»Da war viel Angst. Und ich war hilflos … und verstand nichts. Am schlimmsten war mein Gefühl des, wie soll ich sagen, ganz starken Ausgeliefertseins. So verlassen und mutterseelenallein.« Dieses Gefühl begleitete sie ihr ganzes Leben lang.

So unterschiedlich die Reaktionen waren, im seelischen Erbe wirkten die Fluchterfahrungen und der Heimatverlust nach. Auch wenn es für die meisten eine bewusste Entscheidung war, die DDR zu verlassen, sie hatte Folgen. Jede Flucht ist eine Entwurzelung, die beunruhigen und ruhelos machen oder dazu führen kann, dass jede größere Veränderung vermieden wird. Folgen wie diese wurden verstärkt durch die Erfahrungen in der Zeit nach der Flucht.

Fremd sein und sich fremd fühlen

Ähnlich wie bei »Heimat« existieren bei »Fremdsein« unterschiedliche Bedeutungen und Sinnzusammenhänge. Mit dem Wort »Fremde« können Menschen und Umgebungen gemeint sein, die man nicht kennt, denen man neu begegnet. Oder man kann als »Fremde« oder »Fremder« behandelt werden, ausgestoßen, beschämt, feindlich. Doch auch wenn es solche Verhaltensweisen anderer Menschen nicht gibt, können Menschen sich »fremd« fühlen: Die anderen sind unvertraut, man ist unsicher, manchmal orientierungslos. Diese Aspekte können im Erleben oft mehrdeutig ineinander übergehen, wie ich es auch erfahren habe.

Meine Familie kam, wie gesagt, schließlich am Niederrhein an, wo mein Vater eine Arbeit als Metzgergeselle fand. Wir hatten vorher drei Monate in einem Flüchtlingslager in West-Berlin verbracht, anschließend waren wir in einem Flüchtlingslager in Wesel und dann kamen wir in einer großen ehemaligen Fabrikhalle unter, die durch Sperrholzbretter in 60 kleine Kojen unterteilt war, in denen jeweils eine Familie wohnte. Nach oben hin waren die Kojen offen, sodass jedes Geräusch zu hören war.

Wir waren nicht willkommen. Das zeigte sich in Kleinigkeiten. Wenn ich zum Beispiel zum Bäcker ging, um Schrippen zu kaufen, verstand die Bäckersfrau genau, was ich wollte. Statt mir zu sagen, dass Schrippen in dieser Region Brötchen heißen, wurde mir im schroffen Ton mitgeteilt: »Schrippen gibt es hier nicht!«, und ich wurde unverrichteter Dinge wieder nach Hause geschickt. Vor allem wurden wir immer wieder als »Kartoffelkäfer« beschimpft. Das waren die Schädlinge, die die Ernte auffraßen. Ein Schimpfwort, das in Frankreich zum Beispiel auch für die deutschen Besatzungssoldaten verwendet wurde.

In den meisten Familien oder unter Freunden war das Gespräch über die Flucht- und Vertreibungserfahrungen tabu und es wurde nicht getrauert um das Verlorene oder schmerzhaft Erfahrene. Doch nur, wenn darüber gesprochen und gemeinsam getrauert wird, kann von dem, was war, Abschied genommen werden und können erste Schritte in der neuen Heimat unternommen werden, sich Wege der Zugehörigkeit aufzubauen. Welche Folgen das Schweigen für die Seele und die Identität der Menschen, vor allem der Kinder, hatte, dazu mehr in Kapitel 16 und 17.

Die Vertreibung von Millionen Menschen aus den ehemaligen Ostgebieten nach dem Zweiten Weltkrieg bedeutete wie die Flucht aus der DDR für die Betroffenen eine Entwurzelung, die noch verstärkt wurde durch die Erfahrungen, wie sie in der neuen Heimat behandelt wurden. Da ähnelten sich die Erfahrungen in der DDR und in der BRD. Die Folge war das oben beschriebene Gefühl der Heimatlosigkeit:

»*Als kleiner Junge*«, erzählt Wilhelm A., »*bin ich mit Oma und Mutter nach Thüringen gekommen. Später sind wir dann mit dem zweiten Mann meiner Mutter in den Westen geflohen. Ich lebe jetzt schon lange hier und bin schon so alt – aber es bleibt immer eine Sehnsucht nach irgendwas (…) Vielleicht würde ich …, vielleicht bin ich ein Mensch, der nirgends mehr Heimat finden würde oder so. Aber in irgendeiner Weise fühle ich mich hier entwurzelt, nicht zu Hause.*«[8]

Viele fühlten sich am neuen Ort fremd und wurden von anderen als Fremde angesehen, oft erniedrigt und beschimpft. Doreen L, die als Kind kurz vor der Wende nach Süddeutschland kam, sagt:

»*Ich fühle mich immer noch fremd. Andere Leute aus der ehemaligen DDR erkenne ich immer noch sofort. Ich weiß nicht, woran. Aber sie sind mir vertraut. Mit denen kann ich gut. Die anderen können freundlich oder abweisend sein. Das ist ganz egal. Nein, das ist mir nicht egal, aber das hat nichts damit zu tun, ob ich mich zugehörig fühle. Ich fühle mich einfach fremd. Ich bin dann extra in einen Kegelclub gegangen, um mehr Kontakt mit den Einheimischen zu haben. Aber die Fremdheit blieb. Das brachte nichts.«*

Diesem Teil des seelischen Erbes der DDR, dem Gefühl der Fremdheit, begegnen wir nicht nur bei Menschen, die in der DDR aufgewachsen sind oder in den Achtzigerjahren geboren wurden, sondern auch bei der nächsten Generation. Emma D. erzählt:

»Ich bin 1994 in Mecklenburg geboren und lebe jetzt in der Nähe von Hamburg. Da fühle ich mich oft noch so fremd, als wäre ich eine Ausländerin. Ich kann das gar nicht genau festmachen. Das ist so ein komisches Gefühl. Dieses Gefühl habe ich auch, wenn ich meine Eltern besuche. Wenn ich zu meinen Eltern nach Hause komme, dann ist mir das vertraut, dann fühle ich mich schon so, als würde ich zu den Leuten gehören. Aber ich gehöre nicht mehr dazu, das fühle ich auch. Das ist so ein Zwittergefühl. Auch da merke ich, dass ich jetzt anders geworden bin. Vielleicht durch die Erfahrungen in Hamburg. Ich weiß es nicht.«

Die Fremdheit zeigt sich auch oft in den Begegnungen zwischen Menschen aus der ehemaligen DDR und denen aus den alten Bundesländern. Martina C., die 1984 in Dresden geboren wurde und zunächst ihrem Hauptberuf als Dozentin in Sachsen nachging, berichtet davon, wie es ihr in dem ersten Seminar erging, das sie in Hannover leitete:

»Es ging darum, was man gegen Burnout machen kann. Ich hatte alles gut vorbereitet mit Folien, viel Wissen und Zahlen, Hinweisen und Tipps. Als ich eine Frage stellte, begann eine Teilnehmerin von ihren eigenen persönlichen Erfahrungen zu erzählen, und die anderen stimmten ein. Ich war völlig überrascht und überrumpelt. Das kannte

ich gar nicht, dass die Leute sich so ausbreiten und entblößen. So viel Privates zu zeigen, das war mir völlig fremd.«

Stefanie S., eine Dozentin aus Nordrhein-Westfalen, die in Cottbus ein Seminar hielt, berichtet wiederum:

»Ich kam mir so etwas von fremd vor wie sonst noch nie in meinem Leben. Immer, wenn ich etwas Persönliches fragte, baute sich eine Mauer vor mir auf und keiner war irgendwie in der Lage oder willens, etwas von sich preiszugeben. Dabei waren meine Fragen ganz harmlos. Obwohl für das Seminar kleine Bewegungseinheiten angekündigt waren, machten die meisten nicht mit, als ich sie anbot. Sie redeten über alles Mögliche miteinander, aber es war völlig unmöglich, sich zu zeigen, vor allem sich gegenseitig unkontrolliert zu zeigen. Resonanz auf andere, das war für die meisten ein Fremdwort. Ich kam mir so fremd vor und so einsam, vor allen Dingen einsam, wie noch nie in meinem Leben.«

Die Fremdheit zeigte sich auch in der Sprache. Die Vertriebenen, die aus dem heutigen Polen, Russland, Rumänien, Tschechien, der Slowakei und anderen Ländern in die DDR kamen, sprachen anders als die ortsansässige Bevölkerung. Und denen, die aus der DDR »rübermachten«, ging es im Westen nicht anders. Sie wurden nicht verstanden und verstanden die regionalen Dialekte nicht. Gebildete Eltern wollten dem entgegenwirken und trainierten ihre Kinder darin, hochdeutsch zu reden. Im Ergebnis fielen sie erst recht auf. Ich habe oft gehört, dass diese Kinder dann die einzigen in ihrer Klasse waren, die hochdeutsch sprachen – und so erst recht zu Außenseitern wurden. Mit dem Heimatverlust gingen sprachliche Selbstverständlichkeiten und das Selbst-Verständnis, aber auch die Selbstwertschätzung verloren, zumindest wurden sie sehr irritiert. Mandy E. erzählt:

»Ich kam aus Dresden nach Bayern und verstand erst mal nur Bahnhof, wenn die andern ihren Dialekt sprachen. Mein Sächsisch war

gar nicht so doll, dachte ich zumindest. Meine Eltern haben mich getrimmt, hochdeutsch zu sprechen. Wenn ich zu Hause was mit Sächsisch sagte, bekam ich eine Ohrfeige. Aber das half nicht, gar nichts. Ich wurde nun auch noch von meinen Klassenkameraden als Streberin beschimpft. Dann kam ein anderes Mädchen in die Klasse. Aus Brandenburg. Ich dachte, jetzt tun wir uns zusammen. Pustekuchen. Deren Familie hasste die Sachsen.«

Menschen mit Berliner Dialekt wurden von vielen Sachsen abgelehnt, weil Ost-Berlin die Hauptstadt in der DDR war, dort scheinbar alle Finanzmittel hingingen und außerdem historisch Preußen mit seiner Hauptstadt Berlin und Sachsen »ewig« in Erbfeindschaft standen. Viele Brandenburger und andere reagierten allergisch auf den sächsischen Dialekt. Auch meine Eltern. Für sie war Sächsisch die Sprache von Walter Ulbricht und von Karl-Eduard von Schnitzlers »Schwarzem Kanal«, einer der übelsten Lügen- und Hetzsendungen des Ostfernsehens.

Der Erfahrung von Fremdheit begegnen wir bei vielen geflüchteten Menschen. Für die Menschen in und aus der ehemaligen DDR scheint sie eine besonders wichtige Erfahrung zu sein, weil der Anteil derjenigen, die ihre Heimat verlassen haben bzw. mussten besonders hoch war und darüber zumindest in der DDR nicht offen gesprochen werden durfte.

Grenzen – außen und innen

Das Thema Grenze ist für viele Menschen noch heute wichtig und hat Spuren hinterlassen. Ein großer Teil der DDR-Bevölkerung wurde über Grenzen getrieben oder hat freiwillig oder unfreiwillig Grenzen überschritten. Und gleichzeitig griff spätestens seit dem Bau der Berliner Mauer und der Grenzziehung um die DDR das Gefühl um sich, eingesperrt zu sein. Seit der Wende und bis heute sind viele ehemalige DDR-Bürger/-innen auf Reisen, zumindest gefühlt auf Weltreisen. Sie wollen nachholen, was ihnen in den Phasen des Eingesperrtseins verwehrt war. Aber nicht nur die Reiselust treibt sie an, sondern noch mehr die Sehnsucht, Freiheit zu spüren, sagt Thomas V.:

»Wenn ich nach Holland oder Österreich fahre, ist da gar keine Grenze, sondern nur ein Schild, dass jetzt ein anderes Land kommt. Da muss ich jedes Mal staunen. Oft kommen mir sogar die Tränen. Das ist so neu, so anders, so unglaublich … Meine Frau und ich, wir sind richtig gierig nach Reisen. Wir wollen überallhin. Jede Reise ist nicht nur eine Entdeckung von anderen Ländern, Kulturen oder Menschen, das auch. Aber es ist immer auch eine Bestätigung, dass wir reisen können, dass wir frei sind, dass wir nicht mehr im Käfig sind.«[9]

Die äußeren Merkmale der Grenzen sind weitgehend verschwunden,[10] doch sie sind spürbar:

»In Ost- und West-Berlin sind die Unterschiede zwischen dem früheren Osten und dem früheren Westen kaum noch sichtbar. Die Straßen wurden überall meistens neu gebaut. Die Verkehrsschilder sind angepasst. Die Werbung. Die Häuser sind renoviert usw. Doch in vielen Gegenden weiß ich immer noch ziemlich genau, wo die Mauer stand. Die Grenzen sind nicht mehr äußerlich sichtbar, aber ich spüre sie irgendwie in mir«, meint Sandro G.

Diesen Facetten des seelischen Erbes der DDR begegnen wir bei DDR-Bürger/-innen, aber auch bei denen, die in den Achtzigerjahren geboren wurden und schließlich in der nächsten Generation.

Emma D., die 1994 in Mecklenburg geboren wurde, jetzt in Hamburg lebt und die ich im Zusammenhang mit Fremdheit bereits zitiert habe, sagt, dass sie sich wie eine Ausländerin fühle und dass eine Grenze sei zwischen ihr und den anderen. Sie spürt die selbstverständliche Zugehörigkeit nicht mehr. Das berichten auch viele Menschen, die in Deutschland leben und aus der Türkei stammen. In Deutschland spüren sie oft Grenzen zu den »deutschstämmigen« Deutschen oder sie werden von anderen ausgegrenzt. Wenn sie Verwandte in der Türkei besuchen, fühlen sie sich aber auch dort nicht zugehörig und werden als »Alemanci« bezeichnet. So ging und geht es zahlreichen »DDR-stämmigen« Menschen auch. Die Bezeichnung »Ossi« wird von ihnen oft als ausgrenzend, abwertend und diskriminierend erlebt. Manchmal wird das Wort »Ossi« harmlos und ohne Hintergedanken verwendet, manchmal aber auch abwertend und ausgrenzend gemeint.

In den vielfältigen Erfahrungen mit Grenzen vermischen sich »innen« und »außen«. Wem von außen Grenzen gesetzt werden, in dem entstehen auch innere Grenzen.

»Ich wusste immer, was geht und was nicht«, erzählt Ronny B., Jahrgang 1970, *»das wussten alle so. Darüber brauchte man nicht reden, das war einfach so. Ich wusste, welche Grenzen man nicht überschreiten durfte, wenn man etwas sagte. Ich wusste aber auch, was ich in mir im Käfig halten musste. So wurde ich immer enger. Sperrte mich immer mehr ein.«*

Wer Grenzen nicht überschreiten darf, schützt sich vor den möglichen Folgen, indem innere »Schutzwälle« aufgebaut werden. Das kann in konkreten Situationen Sinn machen, um gefährlichen Reaktionen der Staatsmacht zuvorzukommen. Doch wenn sich das einnistet, wenn das selbstverständlich wird, dann schränkt das die Lebensmöglichkeiten ein und kann die Lebensqualität massiv beeinträchtigen.

Kathleen V., zwei Jahre älter als Ronny B., sagt: *»Ich habe mich eingesperrt gefühlt. Auch in mir. Das war so. Als dann die Mauer fiel, wollte ich weg, weit weg. Ich zog um, reiste viel. Das war gut und tat* *mir gut. Aber es reichte nicht. Den Grenzen um die DDR entkam ich so, nur meinen inneren Mauern nicht. Ich weiß noch, wie ich in Portugal am Strand saß, vor mir das Meer, zum Träumen schön. Das hatte ich mir immer gewünscht. Da begann ich zu weinen und konnte gar nicht mehr aufhören. Ich merkte, wie viel Enge in mir war, trotz Strand und Meer und Sonnenuntergang. Das Weinen brach aus mir heraus, ganz überraschend. Das war der Anfang. Danach hatte sich etwas gelöst und konnte sich weiter lösen.«*

Wenn die Mauern, die Grenzen, die Wälle sich lösen, ist das zunächst einmal nicht angenehm. Es strömt oft der Schmerz heraus, der durch die Einengung hervorgerufen wurde und vorher auch eingesperrt war. Doch danach gibt es die Chance, ein offeneres Leben mit mehr Begegnungsmöglichkeiten zu leben. Begegnungen mit anderen und Begegnungen mit sich selbst.

KAPITEL 3

»Sie hat nie darüber gesprochen«

TRAUMATA, TABUS UND IHRE FOLGEN

In einem Altenheim in Potsdam erzählt Herr K.:

»Ich war 1945 sieben Jahre alt. Vor den Kämpfen flohen wir nach Brandenburg. Als dann die Nazis kapitulierten, gingen wir zurück nach Schlesien, in die Nähe von Breslau. Dann kam der Befehl, dass wir in acht Stunden das Haus verlassen mussten. Sonst würden wir erschossen. Ich weiß noch, wie panisch alle waren. Wieder ging es los, nur mit dem Nötigsten. Meine Schwester fiel irgendwann nachts vom Pferdewagen. Wir haben sie nie wiedergesehen. Wir landeten dann in Greifswald. Von Schlesien durften wir niemandem erzählen. Auch nicht von der vermissten Schwester. Meine Eltern waren ganz aufgelöst. Als ich einmal in der Schule erzählte, dass meine Schwester bei der Vertreibung wahrscheinlich gestorben ist, wurde ich ermahnt, nicht von Vertreibung oder Flucht zu sprechen. Ich würde die Sowjetarmee herabsetzen und die Verbrechen der Faschisten verharmlosen. Mir war, als wäre meine Schwester noch einmal gestorben.«

Die Anzahl derjenigen, die nach Flucht und Vertreibung auf dem Gebiet der DDR blieben, war riesig: 4,3 Millionen Menschen. Sie durften nicht »Vertriebene« genannt werden, denn das hätte ja ein schlechtes Licht auf die »ruhmreiche Sowjetarmee« werfen können. Sie wurden in der Sowjetischen Besatzungszone (SBZ) nach 1945 »Umsiedler« genannt, in der DDR ab 1950 »Neubürger«. Über die schlimmen Erfahrungen von Flucht und Vertreibung durfte nicht geredet, geschweige denn geklagt oder getrauert werden. Wer das tat, war »Revanchist«. In der BRD gab es die Deutsche Dienststelle für die Benachrichtigung der nächsten Angehörigen von Gefallenen der ehemaligen deutschen Wehrmacht in Berlin, in der DDR nicht. In der BRD gab und gibt es den Suchdienst des Deutschen Roten Kreuzes und den Volksbund Deutsche Kriegsgräberfürsorge. Ines Geipel bezeichnet diese Einrichtungen als »Großgedächtnis« der Vermissten und Gefallenen[11]. In der DDR existierten solche Suchstellen nicht. Es gab keinen Volkstrauertag, es gab keine Kriegsgräber-Friedhöfe mit einer einzigen Ausnahme in Halbe, den ein evangelischer Pfarrer in Eigeninitiative angelegt hatte. An die Verbrechen der Nazis an den sowjetischen Kriegsgefangenen, von denen 3,5 Millionen ermordet wurden, wurde zu Recht erinnert, an die 1,1 Millionen deutschen Soldaten, die in sowjetischer Kriegsgefangenschaft starben, nicht. Es geht hier nicht um Vergleiche und Aufrechnung, es geht darum, dass viel Leid verleugnet wurde. Wenn etwas nicht sein darf, kann es auch nicht bearbeitet und aufgearbeitet werden – mit all den Folgen auch für die nächsten Generationen, auf die ich noch eingehen werde.

Es durfte auch keine Vergewaltigungen deutscher Frauen und Mädchen durch die Sowjetarmee gegeben haben. Die russischen Soldaten waren der Befreier, »der große Bruder«. Über die Vergewaltigungen und andere Schandtaten zu sprechen war tabu. In Deutschland wurden gegen Ende des Krieges rund zwei Millionen Frauen vergewaltigt, rund 200 000 starben an den Folgen. Genaue Zahlen gibt es nicht. Es sind seriöse Schätzungen. An die Folgen für viele dieser Opfer zu denken und ihrer zu gedenken soll selbstverständlich nicht die monströsen Verbrechen der SS und der Wehrmacht im Krieg und in den besetzten Ländern relativieren oder von ihnen ablenken. Viele Deutsche waren Täter/-innen, viele waren Mitläufer/-innen oder Mittäter/-innen des NS-Regimes UND viele waren und wurden auch Opfer, in Nazi-Deutschland, im Krieg und in der Nachkriegszeit. Dieses UND durfte in der DDR nicht sein. Das hatte Folgen.

Emma F. erzählt von ihrer Mutter:

»Meine Mutter war immer sehr zurückgezogen und schreckhaft. Ich konnte ihre Ängstlichkeit nicht verstehen, habe mich dann aber damit arrangiert, dass sie so war. Sie hat nie darüber gesprochen. Auf dem Sterbebett begann sie zu schreien. Wild. Laut. Schrecklich. Es war kaum auszuhalten. Wir versuchten, sie zu beruhigen. Doch das ging nicht. Sie schlug wild um sich, wenn wir sie berührten. Es halfen nur Medikamente.

Meine Tante erzählte mir dann: ›Ja. Sie hat ja auch Schlimmes erlebt, das weißt du ja.‹ Doch ich wusste nichts. Ich hakte nach. Sie erwähnte, dass meine Mutter mehrmals nach dem Kriegsende vergewaltigt worden war. Darüber hat sie nie geredet. Vielleicht kamen die Schreie daher. Ich weiß es nicht.«

Die Mutter hatte traumatisierende Erfahrungen machen müssen. Das Wort »Trauma« stammt aus dem Altgriechischen und bedeutet »Wunde«. Von einem Trauma redet man dann, wenn die Erfahrung eine Person existenziell bedroht und die Wunde einen Menschen in seinen Grundfesten erschüttert hat (darüber und weitere Traumafolgen siehe Kapitel 12). Wenn Menschen nach solchen traumatisierenden Gewalterfahrungen nicht reden, kann das verschiedene Gründe haben. Manchen hat es buchstäblich »die Sprache verschlagen«, andere wollen die Kinder und anderen Angehörigen nicht belasten oder sie verstummen, weil ihnen nicht geglaubt wird. Auch im Westen Deutschlands herrschte lange Zeit das große Schweigen über die traumatisierenden Erfahrungen im Krieg und in den Jahren danach. Es gab auch in der alten BRD mächtige Kreise, die den Schleier des Schweigens über die Verbrechen des Nationalsozialismus legen wollten. Doch es existierte immer eine starke Gegenbewegung.

Das große Schweigen

In der DDR wurde über die Leiden der Opfer nicht nur geschwiegen, weil die Betroffenen unmittelbar nach der traumatischen Erfahrung verstummt und erstarrt waren oder weil die Eltern ihren Kindern solche Erfahrungen nicht zumuten wollten, sondern es war zusätzlich politisch-gesellschaftlich vorgegeben. Das Schweigen über verbrecherische Handlungen der sowjetischen Armee wurde in der DDR von oben verordnet und mit der Staatsmacht durchgesetzt. Nicht nur im Hinblick auf die Folgen des Krieges.

Es setzte sich auch in anderen Bereichen fort. Die Zehntausende Menschen, die wegen Republikflucht verhaftet wurden, darüber durfte man nicht reden oder gar klagen. »Auch die Geschichte der 700 000 Sozialdemokraten, deren Partei 1946 zwangsvereint wurde, unterlag dem Tabu. SPDler, die sich der Politfinte widersetzten, wurden denunziert und ausnahmslos verfolgt. 20 000 von ihnen verloren ihre Arbeitsstelle, 100 000 flohen in den Westen, 5000 wurden in Lager gesperrt, 400 ermordet.«[12] Überall, wo gesellschaftliche Veränderungen mit Macht durchgesetzt wurden, blieben Opfer zurück. Bis 1958 waren in der DDR weniger als die Hälfte der 800 000 Einzelbauern den Genossenschaften beigetreten – trotz starken Drucks. »Zwei Jahre später hatte man die restlichen 450 000 Gehöfte in die LPGs gepresst. Dem kollektiven Masterplan wurden komplette Familien und damit mindestens zwei Millionen Menschen ausgesetzt.«[13] Dazu kamen viele weitere Opfer des DDR-Regimes: die 200 000 politischen Häftlinge, die Kinder und Jugendlichen in den Jugendwerkhöfen und Spezialheimen und viele andere mehr. Sie alle mussten schweigen. Tabuisierungen waren in der DDR kein individuelles Phänomen, sondern massenhafte Wirklichkeit, politisch gewollt und medial durchgesetzt. Ist es für einzelne Opfer traumatisierender Erfahrungen schon schwierig genug, das Schweigen zu durchbrechen, über ihr Leid zu erzählen und so vielleicht Hilfe zu erhalten, so wird dies unmöglich, wenn das zugefügte Leid als gesellschaftliches Tabu gilt und es sogar verboten ist, das Schweigen zu brechen. Je offener eine Gesellschaft mit dem Leid umgeht, desto größer sind auch die Chancen der Einzelnen, ihr Leid mitzuteilen und damit zu teilen.

Welche seelischen Folgen hatten die Tabuisierungen?

Die Auswirkungen auf die Erwachsenen werde ich später beschreiben in den Kapiteln über Scheinwelten und doppelte Wahrheiten. Hier sollen vor allem die Auswirkungen auf die Kinder Beachtung finden, wenn in deren familiärer und gesellschaftlicher Umgebung starke Tabus mit mächtiger Wirkung existieren. Im Interview berichtet Gerda O.:

»Mein Vater war zwei Jahre lang weg. Einfach weg. Es hieß, er sei woanders am Arbeiten, aber es gab nur zu Weihnachten eine Karte und sonst keinerlei Lebenszeichen von ihm. Ich wusste nicht, was los war. Ich merkte nur, dass in der Familie, auch bei den Großeltern, alles seltsam wurde. Keiner rückte mit der Sprache raus. Ich verstand nichts. Ich war ziemlich daneben.«

Später, als der Vater wiederauftauchte, sprach er nie darüber, wo er gewesen war, sooft die Tochter auch fragte. Nach der Wende, als sie 38 Jahre alt war, erfuhr sie, dass der Vater zwei Jahre lang im Gefängnis gesessen hatte. Ihm war verboten worden, darüber zu reden, und alle hielten sich daran.

Die Auswirkungen solcher Tabuisierungen auf die Kinder wurden und werden viel zu wenig beachtet. Wenn es ein Tabu gibt, welches auch immer, verstehen Kinder die Welt nicht mehr. Ihre Aufmerksamkeit richtet sich auf das Fehlende. Darüber spüren viele Kinder den Schrecken, die Angst, die Trauer oder die Hilflosigkeit, die in der Atmosphäre liegt. Das verunsichert und macht Angst.

Gerda O. erzählt weiter: *»Das verfolgte mich mein Leben lang. Ich kannte meinen Platz in der Welt nicht. Ich war immer unsicher, auch später dann mit meinen Kindern. Und ich hatte immer Angst, dass etwas passiert und dass ich schuld bin. Ich hatte Angst um meine Kinder, ich hatte Angst um meinen Mann. Ich war irgendwie daneben. Jetzt kann ich mir das besser erklären, zumindest kommt es allmählich. Natürlich habe ich als Kind Angst gehabt, dass ich schuld bin, dass mein Vater weg war. Mir fielen ganz viele Dinge ein, die ich falsch gemacht hatte. Eine schlechte Note oder dass ich zu frech war und einmal …, dass ich heimlich am Bier gekostet hatte … Ich hatte Angst gehabt, dass etwas passiert war, dass er tot war. Ich wusste ja nichts. Diese Angst blieb.«*

Damit Kinder ihren Platz in der Welt finden und von ihm aus sich in der Welt bewegen können, brauchen sie Vertrauen. Dieses Vertrauen entsteht nicht durch Worte, sondern durch Erfahrungen, durch Wärme, durch Schutz, durch eine Beziehungsvertrautheit mit den Eltern, Großeltern und anderen, die Kindern wichtig sind. Bei Tabus können diese Wärme, dieser Schutz, diese Beziehungsvertrautheit sich nicht entfalten und kein Gefühl von Geborgenheit entstehen lassen.

Georg G. berichtet: *»Ich war erst zehn Jahre alt, als die Mauer fiel. Davor war mein Leben ganz seltsam. Ich lebte meist bei meiner Mutter und deren Eltern, da mein Vater auf dem Bau arbeitete und viel weg war. Als ich ganz klein war, war mein Vater anscheinend un-*

gefähr ein Jahr weg – genau weiß ich es nicht und habe es auch nie erfahren – wegen versuchter Republikflucht. Aber das habe ich erst gehört, als ich schon erwachsen war. Meine Mutter redete nicht darüber. Meine Oma und mein Opa auch nicht. Da stand immer etwas dazwischen. Das war wie eine Watte, wie eine gläserne Wand, das war nicht zu greifen. Ich empfand es nur als seltsam und komisch. Als ich dann später meine jetzige Frau kennengelernt habe, fand sie mich auch seltsam und komisch. Ich stand im Leben, war aktiv und funktionierte, aber irgendetwas stand immer zwischen mir und der Welt. Das hat meine Frau gemerkt. Ich verstand sie erst lange nicht. Für mich war das so selbstverständlich, wie ich war.«

Häufig beobachten wir bei traumatisierten Menschen, dass sie sich ungeborgen und unverbunden fühlen, zumindest wurde ihnen die Selbstverständlichkeit in dieser Hinsicht genommen, was eine seelische Folge von Tabuisierungen sein kann. Unter Tabus verstehe ich nicht, dass ein Mensch einmal etwas nicht erzählt. Das ist normal und nicht schädlich. Erwachsene brauchen ihre Intimität und dazu gehören Geheimnisse, wie auch Kinder ihre Geheimnisse haben dürfen. Aber ein Tabu ist viel mächtiger. Es strahlt aus wie Radioaktivität. Man kann sich ihm nicht entziehen. Es bestimmt die Atmosphäre und es hält sich über Jahre, manchmal Jahrzehnte. Dann wirkt es wie ein schwarzes Loch, das Materie und Energie anzieht. Im Weltall können schwarze Löcher ganze Sonnen- und Sternensysteme verschlingen. Ähnlich ziehen Tabus in Familien und anderen kleinen sozialen Gemeinschaften die Energien von Kindern und Jugendlichen auf sich bzw. in sich hinein, zum Beispiel bei Adelheid I.:

»Ich bin, vier Jahre nachdem die DDR untergegangen ist, geboren. Und doch bin ich irgendwie in diesem Land, das es nicht mehr gab, aufgewachsen, weil das – ja ich weiß gar nicht, wie ich das sagen soll – meine Familie bestimmte. Es wurde über die DDR nicht geredet, und

wenn, dann wurden nur schöne Anekdoten erzählt vom Zeltlager im Sommer oder so. Einmal sah ich als Kind ein Foto, auf dem mein Vater in einer Uniform zu sehen war. Ich lief zu meiner Mutti und fragte sie: ›Guck mal, was ich gefunden habe. Was hat der Papa denn an?‹ – und bekam eine schallende Ohrfeige. ›Das geht dich nichts an!‹ Als ich erwachsen war, fand ich heraus, dass es die Uniform eines Offiziers bei den Grenzsoldaten war. Das blieb geheim. Das war wie ein Vorhang, der meinen Vater umgab, ja meine ganze Familie. Ich wollte immer wissen, was mit meinem Vater und mit meiner Mutter los ist. Manchmal war das schwächer, manchmal war das stärker. In jedem Fall war mir das viel wichtiger als die Schule oder sonst etwas. Aber irgendwann gab ich auf und es wurde mir egal, und damit wurden mir auch meine Eltern egal. Das finde ich heute schade. Als ich dann später mit ihnen darüber reden wollte, haben sie mich am ausgestreckten Arm verhungern lassen. Kein Wort! Kein Wort! Traurig!«

Die Wirkung von Tabus erstreckt sich über die Generationen hinweg. Wenn Kinder erwachsen werden, denen Schlimmes verheimlicht wurde, können die Folgen der traumatischen Erfahrungen der Eltern in ihnen weiterleben, weil das Tabu so anziehend ist, dass das Erleben der Eltern sich auf das der Kinder überträgt. Mehr dazu in Kapitel 16. Festzuhalten ist, dass die Tabuisierung und ihre Folgen ein gewichtiges DDR-Erbe in der Seele sind.

Adelheid I., die die Uniform ihres Vaters gefunden hatte, hat den richtigen Versuch unternommen, mit ihren Eltern darüber zu reden, um die Wirkung des Tabus zu brechen oder zumindest abzumildern. Oft gelingt das, aber manchmal nicht, wenn etwa die seelischen Mauern, die von den Beteiligten um die Tabus gezogen wurden, zu stark sind. Dann bleibt nur noch, darüber mit anderen Menschen außer den Eltern zu reden, die bereit sind, sich dem Thema anzunähern und zu trauern.

KAPITEL 4

»Stell dich nicht so an«

TRAUERN VERBOTEN

Ich habe meinen Vater nie weinen sehen. Meine Mutter sah ich als Jugendlicher einmal weinend das Spülbecken schrubben. Wir hatten eine Wohnung gekündigt, um in eine andere zu ziehen, und der Vermieter monierte bei der Übergabe in seiner arroganten und herabwürdigenden Art, dass das Spülbecken in den Ritzen nicht sauber genug sei. Meine Mutter schrubbte das Spülbecken und weinte über jedes Maß hinaus. Wahrscheinlich kam unglaublich viel Traurigkeit, die sie nie hatte ausdrücken können, in diesem Moment hervor und brach sich Bahn.

Ich selbst hatte jahrelang große Schwierigkeiten, traurig zu sein und meine Trauer zu zeigen. Kein Wunder bei dem familiären Vorbild, wie ich später erkannte.

Viele Menschen, die ich interviewt hatte, berichten von ähnlichen Schwierigkeiten, ihre Trauer zuzulassen und mit anderen Menschen zu teilen. Dies ist nicht nur ein Phänomen in der DDR.

Nach 1945 hatten die Menschen in Deutschlands Osten wie Westen vieles gemeinsam. Sie waren unfähig, zu trauern über all das, was sie im und durch den Krieg und das nationalsozialistische Regime verloren hatten. Viele hatten Angehörige verloren. Viele waren verletzt, körperlich wie seelisch. Millionen verließen die Heimat oder waren vertrieben worden. Viele waren traumatisiert. Zum Trauern blieb vielen »keine Zeit«, wie sie sagten, denn sie mussten ums Überleben kämpfen. Doch es ging um mehr als Essen und Trinken, Wohnung oder Arbeit. Der Schock der traumatischen Erfahrung machte für viele das Trauern unmöglich.

Das galt für die Opfer und auch für die vielen, die gleichzeitig Opfer und Täter/-innen waren. Diejenigen, die Täter/-innen waren, waren durch die Niederlage des Nazi-Reiches geschockt und erstarrt. Auch sie konnten allenfalls jammern, aber nicht trauern und tabuisierten das Geschehene. Die fehlende Trauer bestimmte die Atmosphäre, wie Hannah Arendt sie anlässlich eines Besuchs beschrieb, den sie Deutschland 1950 abstattete:

»Inmitten der Ruinen schreiben die Deutschen einander Ansichtskarten von Kirchen und Marktplätzen, die es gar nicht mehr gibt. Und die Gleichgültigkeit, mit der sie sich durch die Trümmer begeben, findet ihre Entsprechung darin, dass niemand um die Toten trauert (…). Dieser allgemeine Gefühlsmangel, auf jeden Fall aber die offensichtliche Herzlosigkeit, die manchmal mit billiger Rührseligkeit kaschiert wird, ist jedoch nur das auffälligste Symptom einer tief verwurzelten, hartnäckigen und gelegentlich brutalen Weigerung, sich dem tatsächlich Geschehenen zu stellen.«[14]

Ohne Trauern kein Loslassen

Die Unfähigkeit zu trauern, die nach dem Ende des Zweiten Weltkrieges die Menschen in Ost und West prägte, war den massiven und vielfältigen traumatischen Erfahrungen geschuldet. Um diesen Prozess und dessen Folgen zu verstehen, ist es notwendig, sich mit dem generellen Trauerprozess zu beschäftigen.[15]

Wenn Menschen um etwas trauern, haben sie etwas verloren oder sind dabei, etwas zu verlieren: einen Menschen, ihre Gesundheit, eine Fähigkeit, ihre Heimat oder etwas anderes, das für sie bedeutsam ist und ihnen am Herzen liegt. Sie leiden darunter, dass sie etwas verlieren. Der Ausdruck dieses Prozesses ist das Trauern. Gleichzeitig ist das Trauern der Weg, loszulassen und den Verlust zu bewältigen.

In diesem Prozess sind verschiedene Elemente wichtig. Erstens gehört es dazu, dass Menschen überhaupt anerkennen, dass sie etwas verlieren, und dass sie ihr Leiden respektieren. Wer das eigene Leiden leugnet, kann nicht trauern. Verleugnetes Leid führt dazu, dass der Schmerz um das Verlorene sich in den Menschen festsetzt und sie dauerhaft beeinflusst.

Der zweite Aspekt besteht darin, dass das Trauern laut werden darf, dass ihm Ausdruck verliehen wird. Menschen können allein trauern, doch mitgeteilte Trauer wird geteilte Trauer, laute Trauer wird hörbar und findet Resonanz bei anderen. Alle unsere Beobachtungen und Erfahrungen in Therapie, Beratung und sozialer Arbeit haben gezeigt, dass für gesundheitsfördernde und heilende Trauerprozesse das Teilen des Schmerzes, das Teilen der Trauer von entscheidender Bedeutung sind.

Wenn Trauer nicht mitgeteilt wird, wissen auch andere Menschen nichts oder zu wenig um die Trauer und können nicht trösten, können nicht helfen und können nicht unterstützen. Das ist der dritte Aspekt. Trauer braucht Trost, möglichst von anderen Menschen. Ein gutes Essen und ein Glas Wein können trösten. Eine Schokolade kann trösten. Doch vor allem das Mitgefühl anderer hilft.

In diesem Prozess des Trauerns, das ist der vierte Aspekt, können wir Menschen differenzieren. Wir können unterscheiden zwischen dem, was wir verabschieden müssen oder wollen, und dem, was uns bewahrenswert ist.

Der Trauerprozess ist nicht plötzlich »abgeschlossen«. Das, was wir verloren haben, ist nicht plötzlich »verschwunden«, aber es nimmt einen anderen Platz im Erleben ein. Menschen können trauern und sich der Zukunft zuwenden, und den Schmerz des Verlustes einer geliebten Person spüren und sich gleichzeitig neu verlieben. Lauren Bacall hat einmal, als sie den Trauerprozess um ihren Mann Humphrey Bogart beschrieb, erwähnt, dass es irgendwann so gewesen sei, dass das Bild an einer anderen Stelle hing. Es sei noch da, aber nicht mehr an der Stelle, an der es vorher war. Um dahin zu kommen, sind die vorgenannten vier Aspekte notwendig.

Wenn wie in der DDR das Leid vieler Menschen nicht anerkannt wird und wenn nicht darüber geredet werden kann, wird der Trauerprozess gestoppt und letzten Endes für die meisten unmöglich. Wir haben es in den letzten Jahren in Deutschland gemerkt, als das Leid der Kinder, die Vergewaltigung und andere sexuelle Gewalt erlebt hatten, breiter öffentlich diskutiert wurde. Damit war das Leid vieler Opfer nicht verschwunden, aber sie haben sich verstanden und gesehen gefühlt. Sie fanden Akzeptanz in dem, was sie durchmachen mussten und müssen. Das hat ihnen gutgetan. Gleichzeitig entstanden dadurch vielfältige Hilfsangebote und vorhandene wurden ausgebaut.

Bei einer traumatischen Erfahrung wird der Prozess des Trauerns zumindest zunächst einmal unterbrochen. Eine traumatische Erfahrung ist ein Schock. Teile des seelischen Prozesses werden »schockgefroren«. Trauer zu fühlen, zu zeigen und zu teilen wird dann oft unmöglich. Damit Trauer ihre lösende Wirkung entfalten kann, brauchen Betroffene, dass ihr Schmerz und ihre Traurigkeit anerkannt werden. Dann können sie sie teilen und das schockhaft Eingefrorene kann auftauen und der Trauerprozess kann beginnen.

In den Nachkriegsjahren waren viele Menschen in Ost und West traumatisiert und konnten, wie Hannah Arendt beschrieb, nicht trauern. In der sowjetischen Besatzungszone und der späteren DDR kamen viele Umstände hinzu, die das Trauern verboten oder unmöglich machten. Ich habe im dritten Kapitel mehrere Fakten aufgeführt, die zu mächtigen Tabus wurden. Wenn eine schlimme Erfahrung tabuisiert wird, kann sie nicht betrauert, kann folglich auch nicht von ihr losgelassen werden.

Allein bis zum Bau der Mauer verließen rund vier Millionen Menschen die DDR. Die meisten Menschen hatten Bekannte, Verwandte, Freundinnen und Freunde, Kolleginnen und Kollegen, die in den Westen gingen. Das war Anlass zum Trauern. Man hatte Menschen verloren, denen man verbunden war. Auch hier durfte nicht getrauert werden, zumindest nicht öffentlich, aber oft auch nicht im privaten Bereich. Annelie E. bestätigt dies:

»Ich hatte in den Fünfzigerjahren zwei Freundinnen in der Schule. Im zweiten Schuljahr. Wir waren ganz eng zusammen und dachten, das würde das ganze Leben so bleiben. Doch dann gingen sie in den Westen. Erst die eine, dann die andere. Ich verstand die Welt nicht mehr. Ich fühlte mich verlassen und verraten und gleichzeitig vermisste ich sie sehr. Als ich mit meinen Eltern darüber redete, wehrten sie das ab. Ich weiß immer noch nicht, ob sie darüber nicht reden konnten oder nicht reden wollten. Ich blieb jedenfalls mit meiner Traurigkeit allein.«

Und dann 1989. Auch da gab es wenig oder keine Traurigkeit. Alles Mögliche, was den Alltag prägte, was Vertrautheit und Geborgenheit ausmachte, verschwand. Die Kinderserien im Fernsehen, das Ampelmännchen, die FDJ-Zipfel, Atze und die ABC-Zeitung – alles war weg. Die Generation derjenigen, die in den letzten zehn Jahren der DDR geboren wurden, konnte kaum trauern über das, was sie verloren hatte, die DDR ihrer Kindheit, die nicht mehr existierte. Jana Hensel fasst diese ihre eigene Geschichte zusammen: *»Eine ganze Generation entstand im*

Verschwinden. Deswegen sind Veränderungen in unserem bisherigen Leben stets Abschiede, immer Brüche und nie Übergänge gewesen.«[16] Bei manchen begann der bewusste Abschied erst Jahre später, vorher waren es allenfalls versuchte Abschiede, ohne sich verabschieden zu können, ohne einen Trauerprozess. Andere haben das, was sie verloren haben, verdrängt, eingesperrt, abgeschoben – und damit ihre Trauer.

Und Menschen zogen in den Westen um. Weil sie dort Arbeit fanden, aus Abenteuerlust oder aus anderen Gründen: auch hier wieder das große Verschwinden.

»Ich war acht, als die Grenzen geöffnet wurden. Alles änderte sich. Lehrer gingen weg. Klassenkameraden. Die Jugendfreunde (Anm. d. Verf.: So wurden die FDJler genannt, die Freie Deutsche Jugend, Jugendorganisation der SED) *gab es nicht mehr. Alles war anders. Das Fernsehen. Ich war verwirrt und auch etwas traurig. Doch das durfte nicht sein. Meine Eltern waren so froh. Sie wollten, dass alles anders wird«*, meint Kati T.

Ja, viele hatten es so gewollt. Sie wollten so werden wie der Westen, sich anpassen, sich angleichen, wollten die Westmark haben, den Konsum, die Reisefreiheit und vieles andere mehr. Was hier vor allem verschwand bzw. nicht existierte, war das große UND. Viele Menschen haben gelernt, dass sie »klar« sein müssen und »eindeutig« und »konsequent«. Wenn sie zum Beispiel nach einer Scheidung traurig sind, weil ihnen der ehemalige Partner fehlt, und sie hören: »Du hast doch die Trennung gewollt!« Ja, haben sie. Doch unser Gefühlsleben ist nicht so eindimensional. Vieles in unserer Seele ist widersprüchlich. Es schließt sich nicht gegenseitig aus, sondern steht nebeneinander. Ich nenne das »das große UND«. Wir können erleichtert sein, dass eine Partnerschaft, die nicht gelungen ist, sondern zur Qual wurde, beendet ist UND wir können traurig sein und das vermissen, was auch da war: die guten Momente, die Hoffnungen und Sehnsüchte. Auch nach der Wende und auch heute noch könnte die Haltung des großen UND helfen: »Ich wollte es anders und aus dem Osten weg UND ich bin traurig, dass ich vieles verloren habe.«

Das Verbot, zu trauern, wurzelte in einer langen Tradition. Es wurde in der DDR nur fortgesetzt.

Dora L. erzählt aus ihrer Kindheit in der DDR der Siebzigerjahre:

»Wenn ich geweint habe, wurde mir das verboten. Wenn ich traurig war, hieß es: ›Stell dich nicht so an, es gibt Schlimmeres.‹ Oder: ›Beiß die Zähne zusammen.‹ Mein Bruder hörte immer die Sprüche: ›Indianer kennen keinen Schmerz. Jungs weinen nicht.‹ Bei mir lief es auf das Gleiche hinaus, auch wenn ich ein Mädchen war.«

Eine seelische Folge auf solche Vorgaben war damals wie heute bei vielen Menschen der »Umtausch« des Gefühls der Trauer in einen großen Leistungswillen. Leistung statt Trauern. Zähne zusammenbeißen und etwas erreichen. Doch der Schmerz, der nach Trauer verlangt, bleibt im Menschen. Er findet keinen Ausdruck und vor allem wird er nicht mit anderen geteilt. Doch das ist es, wie gesagt, was Trauern braucht: Ausdruck und Teilen. Wie der Ausdruck sich darstellt, welche Wege er findet, ist bei jedem Menschen verschieden. Manche weinen, manche schreiben oder schreien, andere erzählen alte Geschichten. Wie auch immer. Wichtig ist der Ausdruck, damit die Trauer auch geteilt werden kann, also andere Menschen daran teilhaben können. Der alte Satz »Geteiltes Leid ist halbes Leid«, gilt hier. Sandy I. erzählt:

»Ich habe in der DDR dreimal abgetrieben. Damals schien mir das nichts auszumachen. Das war damals so normal. Arbeiten ging vor.

Ich habe auch mit anderen nicht darüber geredet, außer mit meinem Mann. Schwamm drüber. Doch zehn Jahre später wurde ich krank. In der Reha fragte mich ein Therapeut, was ich denn für Verluste in meinem Leben gehabt hätte. Ich erzählte ein bisschen von diesem oder jenem, aber es war für mich nicht besonders aufregend. In der Nacht danach schlief ich kaum und hatte Albträume von toten Kindern. Da wurde mir zum ersten Mal deutlich, dass die Abtreibungen auch ein Verlust waren, dass ich da auch etwas vermisse und etwas verloren habe. Ich musste mühsam lernen, darüber zu reden. Ich finde es weiterhin richtig, dass wir Frauen ein Recht auf Abtreibung haben. Aber es gibt ein Aber, einen Schmerz.«

Die Folgen ungelebter Trauer

Nicht geteilte Trauer kann zu Vereinsamung führen, zumindest zu Einschränkungen im Verbundensein mit anderen Menschen. Wenn Trauer nicht ausgedrückt, nicht gelebt und geteilt werden kann, wenn Trauer erstarrt und erstickt, dann kann dies zu seelischen wie körperlichen Erkrankungen führen. Oft stirbt dann auch ein Stück der eigenen Lebendigkeit und manches Innere bleibt ungelebt. Wenn der gesellschaftliche Druck oder das Verbot, über bestimmte Themen nicht zu reden und die Trauer nicht öffentlich zu machen, auch nicht durch die Eltern durchbrochen wird, sie also keine Vorbilder im Trauern sind, sondern eher darin, Trauer zu verbergen und gar nicht an sich heran- und aus sich herauszulassen, dann kann dies nachhaltige Spuren in der Seele hinterlassen.

Ein häufiges Gefühl, in das sich ungelebte Trauer verwandeln kann, ist die Aggressivität. Vor allem bei Männern, aber nicht nur. Henry W. berichtet:

»Ich war schon damals, als meine Frau wegging, aggressiv. Sie war einfach weg, mit einem Kollegen. Das war noch in der DDR. Ich war so sauer und wusste nicht, wohin mit mir. Zwei Stühle gingen kaputt, das war mir egal. Ich bin dann bei der Wende schnell weg. Über Ungarn. Mann, war ich froh. Bloß weg von diesem ganzen Mist. Aber dann wurde ich von Jahr zu Jahr immer kribbeliger. Ganz unruhig. Ich merkte, wie mein Sauersein immer in mir hochstieg. Aber ich wusste nicht, worauf. Ich bekam Heimweh, ein bisschen Sehnsucht nach meiner Heimat. Da war es flach und der Himmel weit und nicht so eng mit den Bergen. Aber das durfte ja nicht sein. Ich hatte ja selber weggewollt. Wie konnte ich da Heimweh haben?«

Henry W. hatte als Kind vermutlich nicht lernen dürfen zu trauern. Beim Weggang seiner Frau explodierte die ungelebte Trauer, der nicht zugelassene und ungetröstete Schmerz in Aggressivität. Trauern um seine zurückgelassene Heimat durfte er auch nicht. Er verbot es sich, weil er ja selbst weggewollt hatte. Dass es ein großes UND gibt, das dem Wunsch wegzugehen genauso eine Berechtigung gibt wie der Trauer über das, was zurückgelassen wurde und fehlt, wusste er nicht.

Eine Form des seelischen Erbes kann sich also darin äußern, dass das Gefühl der Trauer in andere Gefühle »umgetauscht« wird. Können wir Menschen ein Gefühl nicht leben und es nicht mit anderen Menschen teilen, dann bricht dieses Gefühl an anderer Stelle und in anderer Weise heraus. Ungelebte Trauer kann neben aggressiven Ausbrüchen auch zu Resignation führen, die sich bis zu einer Depression entwickeln kann.

Auch hierzu ein Beispiel:

»Ich habe 1987 meinen Mann verloren«, erzählt Franziska J. *»Er starb bei einem Arbeitsunfall. Ich bekam ein Kondolenzschreiben der Werksleitung und von der Gewerkschaft 200 DDR-Mark. Aber sonst wurde alles vertuscht. Als dürfte es nicht sein, dass es im Sozialismus*

noch Arbeitsunfälle gibt. Also nur Schweigen, Vertuschen, keine Herzlichkeit und keine Wärme. Später entwickelte ich massive Ängste. Das ging so weit, dass ich mich kaum noch aus der Wohnung traute. Ich hatte Angst vor diesem und jenem, eigentlich vor allem und vor allen. Ich nahm erst Tabletten und begann dann eine Psychotherapie, weil ich die Diagnose Angststörungen und Depression bekam. Dort kam dann die Traurigkeit um den Verlust meines Mannes raus. Das ging nicht schnell und war auch nicht einfach. Aber als ich endlich trauern und das mit einem anderen Menschen teilen konnte, ließen meine Ängste nach.«

Hier wurde Trauer, die nicht gelebt werden konnte, in Ängste umgetauscht und entwickelte sich zu einer Depression. Eine andere Folge ungelebter Trauer besteht darin, dass die Vergangenheit verklärt wird. Dies äußert sich in der DDR-Nostalgie, die zurzeit nicht schwächer wird, sondern eher zunimmt.

»Früher war alles besser!« – DDR-Nostalgie

In meiner Familie wurde nach der Flucht nie über die DDR gesprochen. Deshalb gab es weder Kritik noch Verklärung noch Abwertung. Es gab nichts. Andere machten andere Erfahrungen.

Eine junge Frau, Anna U., verzweifelt fast daran, wie ihre Eltern die DDR verklären:

»Für meine Eltern war früher alles gut und heute ist alles schlecht. Die Leute waren freundlicher und angeblich hielten sie immer zusammen. Man hatte seine Arbeit. Alles war gut. Wenn ich von den Mauertoten rede, dann behaupten sie, dass diese Leute selbst schuld waren und dass sie sich nicht hätten rübermachen müssen. Wenn ich die fehlende Meinungsfreiheit erwähne, dann entgegnen sie, dass sie immer alles hätten sagen können. Die gefälschten Wahlen und die gleich-

geschalteten Parteien, all das interessiert sie nicht. Und zur Reisefreiheit heißt es nur, dass wir doch auch nach Bulgarien fahren konnten und es da schön gewesen sei. Die Geschichten, die sie von früher erzählen, sind wie ein einziger Werbefilm der SED. Dabei waren sie doch gar nicht in der Partei. Mich macht das manchmal rasend. In jedem Fall verstehe ich es nicht.«

Solchen Verklärungen der Vergangenheit begegnen wir nach meinen Erfahrungen nicht bei der Mehrheit der ehemaligen DDR-Bürger oder ihrer Nachkommen, aber doch relativ häufig. Es scheint so, als würde mit jedem Jahr, das seit dem Untergang der DDR vergeht, diese in ein zunehmend helleres Licht mit Weichspüleffekt getaucht. Das zeigt sich auch in der Zunahme nostalgischer Veröffentlichungen.

Anna U. hat selbst einen Erklärungsansatz für das Verhalten ihrer Eltern:

»Meine Eltern hatten in der DDR ganz normal gelebt, alles ging so seinen Gang. Und dann war es plötzlich anders. Ich glaube, das hat sie überfordert. Sie waren dann wirklich durch den Wind und kamen nicht mehr zurecht. Sie mussten Entscheidungen treffen, aber dafür fehlte ihnen der Mut. Das hatten sie auch nie gelernt. Mit dem, was sich veränderte, setzte sich niemand auseinander. Vielleicht ist das der Hintergrund, dass plötzlich alles verklärt wird.«

Wenn die kritische Auseinandersetzung fehlt, ist die Trauer um das Verlorene nicht möglich. Zum Trauern gehört, wie oben ausgeführt, zu differenzieren zwischen dem, was erinnerungs- und erhaltenswert ist, und dem, was abgelehnt werden kann. Wenn das nicht passiert, dann wird das Alte entweder ganz verdrängt oder wie hier verklärt.

In den Gesprächen, die ich geführt habe, begegneten mir drei unterschiedliche Personengruppen, die ein nostalgisch-verklärendes Verhältnis zur DDR haben:

Die erste Gruppe waren die Altkommunisten wie zum Beispiel Horst Sch.:

»Ich habe immer an den Sozialismus geglaubt und glaube weiterhin an ihn. Ja, wir haben die Schlacht verloren. Die Kapitalisten haben zuerst die Sowjetunion und dann auch die DDR und die anderen Länder erobert und übernommen. Und jetzt überziehen sie unsere Geschichte mit Lügen. Sicher wurden Fehler gemacht, aber wir standen auf der richtigen Seite der Geschichte und des Klassenkampfes und des Fortschritts.«

Diese Menschen haben zumeist sehr klare Feindbilder. All das, was nicht zu ihrer Ideologie passt, wird ausgeblendet.

In der zweiten Gruppe sind Menschen, die in starkem Maße autoritätsgläubig sind, wie zum Beispiel Stefan S.:

»Früher hatten die Jugendlichen noch Werte. Und wehe, es war anders. Sie mussten grüßen, wenn man sie traf, und sie mussten parieren. Heute geht doch alles verloren. Heute werden doch nur noch die Asozialen unterstützt. Früher bekam man als junger Kerl gesagt, welche Ausbildung man machen sollte. Wenn gesagt wurde: ›Du wirst Maurer‹, dann wurde man Maurer. Da gab es kein Vertun. Heute eiern die doch nur herum und wissen nicht, was sie wollen.«

Hier begegnen wir Menschen mit autoritären, zumindest autoritätsgläubigen Persönlichkeiten (dazu später mehr in Kapitel 13). Sie haben die unumstößliche Auffassung: Was von oben kommt, ist richtig. Es wird eine militärische Disziplin verlangt. Wer aus der Reihe tanzt, ist asozial und gehört bestraft. Dieses Weltbild und dieses Menschbild sind ein Hintergrund für die Nostalgie, für das Lob der DDR-Strukturen.

Zu der dritten Personengruppe zählen, ähnlich wie die Eltern der eben zitierten Anna U., Menschen, die durch den Wandel überfordert wurden und sich überfordert fühlten. Es brachen so plötzlich so gewaltige Veränderungen über die Menschen herein, die über jeden Einzelnen hinweg entschieden wurden. Sie mussten sich umstellen und dazu gehörte, nun viele, viele Entscheidungen selbst zu treffen. In der Menge der Umbrüche geriet in den Hintergrund, dass jahrzehntelang in der DDR über sie entschieden worden war. Vor allem die Vielfalt möglicher Entscheidungen schuf eine Sehnsucht nach einer Zeit, die solche Entscheidungen nicht erforderte.

Um es deutlich zu sagen: Unter DDR-Nostalgie verstehe ich nicht, dass Menschen Rotkäppchen-Sekt und Spreewald-Gurken kaufen oder andere Symbole der DDR-Zeit bewahren wollen. Diese sind ein Teil ihrer Geschichte und können als solche einen nostalgischen Wert haben. Die Nostalgie als DDR-Erbe in der Seele geht tiefer und reicht weiter. Sie blendet kritische Auseinandersetzungen aus, entspringt der Unmöglichkeit zu trauern und macht Trauern unmöglich. Insbesondere die Autoritätsgläubigkeit und Autoritätssehnsucht, die sich in diesen nostalgischen Tendenzen äußert, haben Bedeutung in der Gegenwart. Oft werden entsprechend in der Gegenwart politische Parteien oder Positionen gefordert, die »Ordnung schaffen« und »hart durchgreifen«. Dies gilt aber auch für familiäre Zusammenhänge. Wer es gut fand, dass widersprechende Jugendliche mit langen Haaren als »asoziale Elemente« eingesperrt und drangsaliert wurden, wird dies auch heute befürworten.

Wenn ungelebte Trauer plötzlich hervorbricht

Häufig berichten Menschen mir davon, dass ungelebte Trauer plötzlich an irgendeiner Stelle hervorbricht. Sie ist dann viel stärker, als der Anlass es herzugeben scheint, ähnlich wie das Weinen meiner Mutter beim Putzen des Spülbeckens in unserer alten Wohnung. Dann bricht die angestaute Trauer plötzlich hervor, sobald es irgendeinen Anlass oder irgendeine Gelegenheit dafür gibt. Das kann auch beim Betrachten eines Films oder einer Fernsehsendung erfolgen, beim Lesen eines Zeitungsartikels, bei der Wahrnehmung eines bestimmten Geruches oder beim Hören eines Liedes. Solche Erfahrungen sind dann wie eine Ritze im Mauerwerk, hinter dem die Trauer verborgen ist. Die Trauer nutzt diesen Spalt, um sich Bahn zu schaffen. Dann wirkt die Traurigkeit maßlos und viele Menschen versuchen dann erst recht, sie und sich zu kontrollieren, statt es als Zeichen zu nehmen, dass da etwas in ihnen verborgen lebt, was nach außen drängt und mitgeteilt werden möchte.

Die ungelebte Trauer lebt in der Atmosphäre der Familien fort und lastet dann schwer auf den Seelen der Betroffenen und ihrer Kinder und Kindeskinder, wie Ann-Christin R. erzählt:

»Ich bin 92 geboren. Die DDR gab's da nicht mehr, aber ich komme mir schon so vor, als wäre ich mit einem Bein in der DDR aufgewachsen. Meine Eltern hingen irgendwie in der DDR fest. Wir kamen als Familie ganz gut klar, ich auch. Ich habe dann studiert und wir hatten ein Seminar, wo wir einen Selbsttest machen sollten. Dabei sollten wir ein paar unserer Gefühle beschreiben. Das konnte ich nicht. Ich spürte meine Gefühle kaum und hatte erst recht keine Worte dafür. Ärger und Wut, das ging ein bisschen, Liebe auch. Mit allem anderen wurde es schwer, Trauer – da war gar nichts.

Ich habe dann viel mit meiner Freundin drüber gesprochen. Der ging's ähnlich. Ich merkte dann, dass bei uns in der Familie nicht getrauert wurde. Meine Eltern konnten das nicht. Die hatten doch so viel verloren, aber Trauern war nicht. Das war die Atmosphäre. Wenn auch nur ein Hauch von Traurigkeit daherkam, gab es Schokolade. Oder Udo Jürgens Lied ›Immer wieder geht die Sonne auf!‹ – Ich muss trauern neu lernen.«

KAPITEL 5

»Alles war gut, heil und wunderbar«

WENN SCHEINWELTEN SELBSTVERSTÄNDLICH WERDEN

Wer in der DDR aufgewachsen ist, für den war das Leben in Scheinwelten selbstverständlich. Ich selbst war als kleiner Junge bei einem Elternabend in der Grundschule dabei und habe dies mitbekommen. Schon der Name der Schule war ein Fake. Das, was heute normalerweise als Grundschule bezeichnet wird, hieß damals »Polytechnische Oberschule«. Es gab keinen technischen Unterricht, erst recht keinen polytechnischen, und es war keine Oberschule, sondern eine ganz normale Grundschule. Also Fake. Erhöhung durch Namensänderung, an die sowieso keiner glaubte.

Bei diesem Elternabend hielt die Lehrerin eine flammende Rede über die Schädlichkeit der Religion. Sie begründete damit, dass es an der Schule keinen Religionsunterricht gab, und forderte alle Eltern auf, um die Religion in jeder Hinsicht einen Bogen zu machen und sich stattdessen am sozialistischen Aufbau zu beteiligen. Beim Hinausgehen schüttelte sie jedem Elternteil einzeln die Hand und gab vielen einen Zettel mit einer Adresse mit, in der es privaten Religionsunterricht außerhalb der Schule gab. Das sollte heimlich geschehen, aber jeder bekam es mit.

War die Lehrerin doppelzüngig? Ja, sicherlich. Und doch hatte ihre Doppelzüngigkeit eine andere Qualität als etwa die des Politbüros, das verkündete, in der DDR gäbe es mehr Freiheit als in jedem Land der Welt. Bei Doppelzüngigkeit unterstellt man eine Absicht und ein Bewusstsein, um mit unterschiedlichen Wahrheiten etwas zu bewirken und zu erreichen. Das galt für Scheinwelten, die von der politischen Führung inszeniert wurden. In der DDR war wie gesagt für die meisten Menschen das Leben in dieser Art von Scheinwelt selbstverständlich. Man hörte zu, aber glaubte nichts. Das betraf die Wahlen zur Volkskammer, wo jeder wusste, dass es keine freien Wahlen waren. Es gab Parolen, dass der Westen eingeholt und überholt würde, aber jeder spürte beim Einkaufen oder in der Produktion, dass dies eine Parole war und mehr nicht. Dieses Leben in »Scheinwelten von oben« führte dazu, dass man sich mit Scheinwelten arrangierte. Man machte mit, erzählte etwas anderes in der Öffentlichkeit als im vertrauten Kreis oder vermischte beides wie die Lehrerin, deren Doppelzüngigkeit vermutlich Ausdruck eines solchen Arrangements war.

Viele erlebten wie ich die Scheinwelten in der Schule bei verschiedenen Anlässen. Ich war in der DDR-Zeit immer der Beste in der Klasse. Warum auch immer, es war einfach so. Ich gab anderen Kindern Nachhilfeunterricht. Das war auch gut. Und ich half ihnen bei den Hausaufgaben. Das habe ich gerne gemacht, das stimmte für mich und für die anderen. Und dann gab es, ich weiß nicht mehr ob jeden Monat oder alle zwei Monate, jedenfalls ziemlich regelmäßig, eine Auszeichnung für die besten Schülerinnen und Schüler in der Klasse.

Diese Auszeichnung erhielt ich nie, obwohl ich die besten Noten hatte und mich auch sonst sehr um die Klassenaktivitäten gekümmert hatte. Stattdessen bekamen Kinder die Auszeichnungen, denen ich Nachhilfe gab. Der Grund war sehr wahrscheinlich, dass ich nicht bei den Jungen Pionieren war und mein Vater nicht in der SED oder dass er aus irgendwelchen anderen Gründen das Missfallen der Parteioberen auf sich gezogen hatte. Am Anfang war ich verwundert. Dann wurde es für mich selbstverständlich. Erst sehr viel später, als ich erwachsen war, erschloss sich mir dieser Zusammenhang mit den Scheinwelten der DDR. Meine Eltern erzählten mir erst dann, wie ungerecht sie diese Situationen empfunden hatten. Warum hatten sie mir das nicht schon damals erklärt und mir damit aus meiner Verwirrung geholfen? Weil es für sie selbstverständlich war, sich nach außen hin nicht politisch zu äußern – und zu dem Außen zählten wir Kinder.

Martin O. erzählt:

»*Ich arbeitete in einem VEB* (Anm. d. Verf.: Volkseigenen Betrieb). *Wenn wir Arbeiter ein Anliegen hatten, gingen wir zum Betriebsrat. Der redete mit uns, war freundlich und trat für uns ein – erzählte er jedenfalls. Doch wir wussten alle, dass der Betriebsrat nichts zu sagen hatte. Die Einzigen, die wirklich etwas zu sagen hatten, waren die vom Parteikomitee. Der Betriebsrat war nur ausführendes Organ. Das wusste jeder. Jeder tat so, als wäre der Betriebsrat der Ansprechpartner für die Belange der Arbeiter.*«

Heute wird viel über Fake geredet und darüber, dass Unwahrheiten, Lügen und Verfälschungen der Wirklichkeit zum Alltag werden. Das gesellschaftliche System der DDR war darauf angelegt, dass es das Leben seiner Bürger mit der Existenz von Scheinwelten durchzog. Sicher gab und gibt es Scheinwelten auch in anderen politischen und gesellschaftlichen Ordnungen, auch in den alten Bundesländern der BRD. Doch in der DDR hatte das Leben in Scheinwelten System. Jeder war gezwungen, sich in den Scheinwelten einzurichten. Die dauerhafte Existenz von Scheinwelten darf in ihren Wirkungen nicht unterschätzt werden. Der norwegische Friedensforscher Johan Galtung untersucht seit Jahrzehnten die unsichtbaren Strukturen und Wirkungen von

Gewalt. Er sagt: »Unwahrhaftigkeit ist eindeutig gleichzusetzen mit Gewalt.«[17]

Das Leben in Scheinwelten hatte auch Folgen für die nächste Generation. Christa I. erzählt:

»Ich bin sechs Jahre nach der Wende nach Bayern gegangen und arbeite seitdem dort in der Gastronomie. Der Chef des Gasthofes erzählt immer, dass wir eine große Familie sind, dass alle gleich behandelt werden und dass er auch sooo gerecht ist. Doch das stimmte nicht. Natürlich stimmte das nicht. Aber ich hatte ganz lange Zeit keine Zweifel daran, das einfach hinzunehmen. Ich wusste, dass das Familiengerede irgendwie eine Art von Propaganda war. Irgendwie spürte ich ganz tief, dass da etwas nicht stimmte. Aber ich nahm das als gegeben hin. Als ich dann einer Freundin erzählte, dass der Chef Trinkgelder eingesteckt hat, die eigentlich mir und meinen Kolleginnen zustanden, merkte sie, dass ich überrascht war. Sie sagte mir, dass ich mich so arrangiert hätte mit den Sprüchen, die da immer von sich gegeben wurden, dass ich alles hinnehmen würde. Das öffnete mir ein wenig die Augen und ich begann, mich ein bisschen zu wehren. Zumindest fing ich an, mal das eine oder andere anzusprechen, was mir nicht gefiel und womit ich nicht einverstanden war. Ich fiel nicht mehr auf jeden Spruch herein. Dabei ärgerte ich mich, dass mir dieses ›Wir sind alle eine große Familie‹-Gerede so selbstverständlich war. Ich kenne das aus meiner Kindheit. Der Chef hat mich so richtig an meinen Wurzeln gepackt, sozusagen. Ich war so drauf. Das ganze Familiengerede war eine große Lüge. Im Osten wie im Westen. Ob man das nun Familie oder Kollektiv nannte. Aber ich war erst mal unfähig, das zu erkennen.«

Im weiteren Gespräch mit Christa I. wurde deutlich, dass das politische Arrangement mit den Scheinwelten sich auch in den intimen Raum der Familien hinein erstreckte. In vielen Ländern und Kulturen wird oft ein Familienzusammenhalt vorgespiegelt, der der Realitätsüberprüfung nicht standhält. Auch in der alten wie jetzigen BRD. Doch für viele Menschen in der DDR war dieses Arrangement mit den familiären Scheinwelten so selbstverständlich eingebettet in die Scheinwelt der Gesellschaft als Ganzes, dass sich die Menschen darin »einhausten«, dass das Leben in Scheinwelten ihr selbstverständliches Zuhause war und sie die Atmosphäre und den Zusammenhalt prägten.

Finn Ole M., der kurz nach der Öffnung der Mauer geboren wurde, kannte es nur so, dass in seiner Familie alles großartig gewesen sei:

»Es hieß immer, wir haben uns alle lieb und wir gehören zusammen. Damit bin ich groß geworden und das war selbstverständlich. Erst als ich 20, 21 war, merkte ich, dass das nicht stimmt. Ich hatte vorher schon immer eine Ahnung und einen leisen Zweifel, aber es gab keinen Anlass und es gab keine Bemühungen von mir, das irgendwie genauer zu hinterfragen. Dann habe ich gemerkt, dass der Opa geprügelt hat und die Tante gesoffen, dass mein Vater fremdging. Überall lag dort eine Tinte drüber. Alles wurde weißgewaschen. Für alle war dieses Schweigen selbstverständlich.«

Das Gift der Verunsicherung und Selbstzweifel

Bestenfalls entstehen aus der Erfahrung von Scheinwelten allgemeine Verunsicherung und Selbstzweifel:

»Ich bin in den Siebzigerjahren in Sachsen groß geworden. Bei uns in der Familie war immer klar, dass wir nichts nach draußen erzählen durften. Nie. Wenn uns drei Kindern mal etwas entschlüpfte, und war es noch so harmlos, dann wurden wir ausgeschimpft. Also schwiegen wir. Auch meine Eltern schwiegen. Mein Vater erzählte nie etwas vom Betrieb, wenn wir Kinder dabei waren. Uns gegenüber war immer al-

les toll. Als meine ältere Schwester 1986 zu studieren begann, war sie todunglücklich. Ich erfuhr erst nach der Wende von der Anmache und den Schikanen durch einen Parteibonzen. Und dass ihre Zimmerkameradin sie wegen einer Bemerkung verpetzt hatte. Während es die DDR gab, erfuhr ich nichts davon. Alles war heil und gut und wunderbar.«

Auch diese Frau, Angelika H., musste sich in den Scheinwelten einrichten und das hatte Folgen:

»Ich wusste auch später nie, was stimmte. Was wahr war oder nicht. Ich bin heute allergisch gegen Betrug, gegen So-tun-als-ob. Das kann ich nicht ab. Und gleichzeitig ist mir das so selbstverständlich. Ich ertappe mich dabei, dass ich oft mit Floskeln antworte, wenn ich gefragt werde, wie es mir geht. Nur nicht die Wahrheit sagen, immer nur die Fassade aufrechterhalten. Zum Kotzen. Als würde ich noch an den Weihnachtsmann glauben.«

Wer in Scheinwelten lebt, entwickelt fast immer Zweifel und Unsicherheit, was wahr und wahrhaftig ist. Was wir Menschen für wahrhaftig halten, entsteht und festigt sich im Laufe unseres Lebens, aus unseren Erfahrungen im sozialen Miteinander. Die Erfahrung von Scheinwelten ist eine Trainingsstätte für Verunsicherung.

Doch die seelischen Folgen können noch krasser werden: Scheinwelten entwürdigen. Sie schaffen eine giftige Atmosphäre. Ein Bauschlosser, Martin V., erzählt:

»In der DDR habe ich niemandem geglaubt, nach der Wende allen. Ich bin auf jede Werbung reingefallen. Ich habe mir Versicherungen aufschwätzen lassen, die ich nicht brauchte. Bis ich gar nicht mehr wusste, woran ich war. Mit den anderen und mit mir. Ich kam mir vor, als wäre ich vergiftet. Ich wusste nicht mehr, wer ich war und was ich eigentlich wollte. Als ich dann arbeitslos wurde, brach ich zusammen. Ich fuhr zu meiner Schwester, die schon im Westen war, und kam dort in eine Klinik. Dort päppelten sie mich auf. Ganz langsam. Schritt für

Schritt. Die nannten das anders, aber für mich war es so. Ich musste mich überhaupt neu kennenlernen. Ich habe gelernt zu unterscheiden, ob ich Schnitzel wollte oder Broiler, Möhren oder Krautsalat. Ob ich spazieren gehen wollte oder Fernseh gucken. Welche Kleidung mir eigentlich gefiel.«

Scheinwelten wirken wie Gift, weil sie den Inneren Kern eines Menschen schädigen können. Der Innere Kern ist der unsichtbare Ort, von dem aus ein Mensch spürt und entscheidet, was er möchte. Wir finden ihn auf keinem Röntgenbild und in keinem Anatomie-Atlas, doch wir Menschen können ihn spüren. Der Innere Kern kann verletzt und geschädigt werden. Meist geschieht dies, wenn Menschen Gewalterfahrungen machen müssen und traumatisiert werden. Doch auch schon die Erfahrung von Scheinwelten kann ihn verletzen. Wenn ein Mensch nicht mehr weiß, woran er ist, verliert er den Bezug zur Wirklichkeit, und der Innere Kern, von dem aus die Wirklichkeit erfasst und bewertet wird, von dem aus man sich in seinem Verhalten orientiert, kann deutlich verunsichert werden. Wenn wir auf einen Baum zugehen und ihn schließlich berühren, dann ist dies eine Bestätigung unserer Wahrnehmung, dass wir einen Baum gesehen haben. Wenn wir auf einen Baum zugehen und merken dann, wenn wir in Reichweite sind, dass es kein Baum ist, dann ist das kein kleines Versehen, sondern eine Bedrohung unserer Orientierungsfähigkeit. Geschieht dies wiederholt oder wird sogar zur Selbstverständlichkeit, wird der Innere Kern in seiner Funktion massiv geschädigt, dann kann der betroffene Mensch haltlos und existenziell verunsichert werden. Oder er klammert sich an einen Halt, der zum Ersatz für den Inneren Kern wird.

»Ich wurde dann Fan der Eisernen, von Union Berlin. Das war das, was mir blieb. Da war ich auch eisern. Und die anderen Fans wurden meine Familie. Und der Alkohol.«

Wer belogen wird, wird entwürdigt. Nicht wenn dies einmal oder gelegentlich, wie wir es alle kennen, geschieht. Aber wenn die Lüge, die Unwahrheit systematisch und chronisch erfolgt, dann schädigt das unser Selbstwertgefühl und unsere Selbstachtung.

Unser Selbstwertgefühl und unsere Selbstachtung sind nicht einfach vorhanden. Sie brauchen Bestätigung durch andere. Wir müssen von anderen gespiegelt werden. Wir brauchen die Erfahrung, dass andere Menschen uns ernst nehmen und wertschätzen. Dass wir uns selbst für wertvoll halten und uns achten, ist genauso wichtig. Doch wenn wir diese Haltung nur für uns selbst beschließen, bleibt sie brüchig. Wir brauchen die Achtung, die wir uns selbst geben, und wir benötigen die Erfahrung, dass andere Menschen uns achten. Dies ist ein wechselseitiger Prozess. Erfolgt das Leben in Scheinwelten, das Belogen- und Getäuschtwerden, ist dies das Gegenteil von Achtung und Wertschätzung. Es entwürdigt.

Dann kann das Gefühl entstehen: Ich bin es nicht wert, dass man mir die Wahrheit sagt. Ich bin es nicht wert, dass man mit mir offen und ehrlich umgeht. Ich bin es nicht wert, dass man mir zutraut, eine eigene Meinung zu haben, die Wahrheit und die Wirklichkeit zu erkennen. Die seelischen Folgen gehen oft über Selbstzweifel hinaus und können ein existenzielles Gefühl der Wertlosigkeit hervorrufen.

Der Rückzug ins Private

Stefan Ö. lässt sich im Gespräch über seine Erfahrungen aus:

»Als Jugendlicher habe ich alles mitgemacht. Junge Pioniere, FDJ usw. Immer gab es Aufrufe. Immer wurden wir mobilisiert. Immer

sind wir marschiert. Und dann in der Ausbildung und danach ging es weiter. Im Betrieb ein Aufruf nach dem nächsten. Zum 1. Mai marschieren, aber auch sonst oft. Am Anfang habe ich das alles noch unterstützt. Als Junge fand ich das toll. Da war ich was wert, weil ich gebraucht wurde, um den Sozialismus aufzubauen und gegen die Kapitalisten zu verteidigen. Aber irgendwann ging das alles an mir vorbei. Ich merkte, dass nicht alles so war, wie es gesagt wurde. Dann war das nur noch Pflichterfüllung.«

Der permanente Aufruf zur Mobilisierung der Bevölkerung lief irgendwann ins Leere. Sicher, es gab einen harten Kern von Menschen, die daran glaubten und die aus voller Überzeugung mitmachten. Doch immer mehr griff die Rettung in den Zynismus um sich. Er äußerte sich unter anderem darin, dass den Politikern von vielen gar nicht mehr geglaubt wurde. Ja, dass das Bewusstsein um sich griff, »die Politik« sei eine einzige Lüge. Politische Äußerungen in den Medien wurden meistens ironisch und zynisch kommentiert.

Anita G., eine Lehrerin, erzählt aus den Siebzigerjahren:

»Jeder wusste, dass es doppelte Wahrheiten gab. Ja, das war nicht die Ausnahme, sondern das war die Regel. Es gab die politische Stimme nach außen in die Öffentlichkeit. Und es gab das Reden, was man wirklich dachte, aber ohne Öffentlichkeit. Allenfalls haben wir so seltsame Bemerkungen gemacht. Als es in einem Laden mal wieder etwas nicht gab, sagte jemand: ›Dafür haben wir ja den Westen mal wieder überholt.‹ Ein Spruch der Partei war das. Den Westen überholen – und gleichzeitig gab es nichts. Innen reden und außen anders reden führte bei mir dann irgendwann dazu, dass ich Politik nur noch mit Widerwillen betrachtete. Es waren ›die da oben‹. Ja, Politik war irgendwie gefährlich. Wenn man erwischt wurde, konnte man bestraft werden. Und zwar heftig.«

Öffentliche Stellungnahmen waren nicht nur verbunden mit

Verlogenheit, sondern auch mit Gefahr und Bedrohung. Ines H. erzählt aus den Achtzigerjahren:

»Wir haben nicht einmal mehr in der eigenen Wohnung geredet, weil wir dachten, dass die alles mitbekommen. Wir wurden richtig paranoid. Es konnte alles überwacht werden, und wie wir später erfuhren, war das ja auch oft so. Wir redeten über politische und alle anderen ernsthaften Sachen nur noch beim Spazierengehen. Und nur noch mit Leuten, die wir seit vielen Jahren kannten und denen wir vertrauten. Doch auch da konnte man sich täuschen, wie ich schmerzlich am eigenen Leib erfahren habe. Es war ja eine Spitzelgesellschaft.«

Andere redeten gar nicht mehr. Sie verstummten. Zumindest zogen sie sich aus dem öffentlichen Raum zurück. Sie wandten sich nur noch dem Privaten, vor allem der Familie und den engsten Freunden zu. Eine Ersatzdichtung für den tropfenden Wasserhahn zu finden wurde wichtiger als jedes gesellschaftliche Engagement. Der kleine Kreis von Freunden und Familie, das war es, was zählte. In den zog man sich zurück. Je mehr die Mobilisierungsbemühungen des Regimes zunahmen, desto stärker wurde der Rückzug ins Private.

»Wir hatten ja auch viel Zeit, die wir mit den Freunden verbringen konnten. Nach der Arbeit war wirklich Schluss und wir hatten frei, wenn nicht gerade mal politische Veranstaltungen waren. Also traf man sich privat.«

Ein politisches und gesellschaftliches Engagement, auch das ist ein DDR-Erbe, gilt für viele Menschen selbst heute noch als gefährlich. Der Rückzug ins Private hält bei vielen an.

Auch bei den Kindern derjenigen, die die DDR selbst erlebt haben, setzt sich der Rückzug aus dem öffentlichen Raum fort. Oder schlägt um in das Gegenteil. Paul Q., ein junger Mann, der heute in Leipzig lebt, erzählt:

»Mein Bruder ist ganz anders als ich. Der macht nur seine Arbeit

und kümmert sich um seine Frau und seine Kinder. Sonst will er mit nichts etwas zu tun haben. Wie meine Eltern. Bei mir ist es anders. Ich bin aktiv in der Umweltbewegung. Ich habe deswegen ständig Streit mit meinen Eltern. Vor allem mit meinem Vater. Sie wollen nicht, dass ich mich engagiere. Das sei gefährlich. Und ich höre immer wieder, dass man den Kopf nicht so weit herausstrecken darf, weil er sonst abgeschlagen werden kann.«

Der Rückzug ins Private schuf eine Spaltung zwischen der Rolle in der Öffentlichkeit und der im privaten Leben. »Dergestalt wurde ein DDR-Spezifikum, die Persönlichkeitsspaltung, zur alltäglichen Haltung, die von den Betroffenen schon gar nicht mehr als solche wahrgenommen wurde. Die absolute Mehrheit lebte zwei Leben: eines im privaten Bereich und eines im öffentlichen oder zumindest halböffentlichen des Betriebes des jeweiligen Arbeitsplatzes. Zu Hause war man ein anderer Mensch als im Bannkreis der ideologisierten Gesellschaft. Daheim guckte man Westfernsehen. Außerhalb der eigenen vier Wände spielte man die Rolle des vom Sozialismus geprägten Staatsbürgers. Diese Schizophrenie war endemisch.«[18]

Die gesellschaftliche Propaganda beruhte auf Spaltungen: hier die Guten, dort die Bösen, hier die Freunde des Sozialismus, dort die Feinde des Staates. Es gab immer ein »Wir« und es gab immer »die Anderen«. Diese Aufspaltung war auch eine seelische Aufspaltung, sie ist ein Erbe der DDR in der Seele, im Denken, im Fühlen und manchmal auch im Handeln. Das »Wir« sind die Guten, mit »den Anderen« gibt es kein Gespräch, denn es sind ja die Bösen, die Feinde, die Flüchtlinge, die da oben, die Reichen, die Wessis, die Merkels.

Diese Spaltung wurde von vielen Menschen auch als Spaltung, zumindest als Trennung, als Nebeneinander unterschiedlicher Persönlichkeitsanteile erlebt, wie Angela B. bei sich festgestellt hat:

»Ich habe mich oft ganz unterschiedlich erlebt. Im Büro, wo ich arbeitete, war ich ganz anders als zu Hause. Ich glaube, das ging vielen so. Es gab zwei Angelas. Das war so selbstverständlich.«

Eine mögliche Spaltung der eigenen Persönlichkeit ist eine weitere gewichtige seelische Folge des Lebens in einer systematisch orchestrierten Scheinweltgesellschaft wie der DDR. Die Verunsicherung, was wahr ist und was nicht, konnte sich zu einer Störung des Selbstbildes und des Bewusstseins der eigenen Persönlichkeit entwickeln.

»Ich bin 1962 geboren«, erzählt Helga P., *»und habe eine Ausbildung im Konsum gemacht. Geheiratet, zwei Kinder, die schnell in die Krippe kamen, weil ich schnell wieder arbeiten ging. Ob ich das wirklich wollte oder lieber mit meinen Kindern zusammen sein wollte, habe ich mich gar nicht gefragt. Das war einfach so. Vieles war einfach so. Ich habe verloren zu wissen, was ich wollte. Wenn ich das je wusste. Und dann die Wende und alles war anders. Aber ich war nicht anders. Ich habe ein Leben geführt und das war glücklich. Aber in mir war immer noch was anderes. Das konnte ich nicht greifen. Da war noch ein anderes Leben. Ich habe niemandem etwas vorgespielt, oder nur selten. Aber irgendwie waren zwei Leben in mir. Das eine kannten die andern, das andere kannte keiner, nicht einmal ich.«*

Dieses Erbe der DDR zeigte sich oft auch als Doppelbödigkeit in Familien. Es gab in vielen Familien zwei Wahrheiten oder sogar mehr. Man wusste nicht, woran man war. Der Boden war für einen unsicher.

Jenny D. berichtet in dem Interview: *»Also generell war in meiner Familie so dieses Doppelte. Außen hui, innen pfui … Nach außen durfte nichts dringen, nach außen haben wir alles schön, und innen war es ja … Ja, wie war es innen? Furchtbar! Furchtbar!«*

Doppelbödigkeit in Familien gibt es wie gesagt in allen Gesellschaften und die Menschen, vor allem die Kinder, leiden daran. Die Doppelbödigkeit in der DDR zeichnete sich durch systemimmanente Selbstverständlichkeit aus.

Dieses DDR-Erbe verschwand nicht mit dem Ende der DDR. Es zeigt sich auch gesellschaftlich: »Den Menschen im Osten Deutschlands geht es materiell besser, als sie zu DDR-Zeiten jemals zu hoffen gewagt hätten. Die Arbeitslosigkeit ist auf dem tiefsten Stand seit der Wiedervereinigung. Die Löhne wachsen. Das reale Bruttoinlandsprodukt je Erwerbstätigen hat sich seit 1991 mehr als verdoppelt. Boom-Regionen wie Leipzig und Dresden haben sich zu Magneten einer neuen West-Ost-Wanderung entwickelt.«[19]

Das ist die eine Seite. Auf der anderen Seite stehen häufiges Klagen und Umfrageergebnisse, dass sich zwei Drittel der Menschen in Ostdeutschland als »Bürger zweiter Klasse« sehen.[20] Sicherlich gibt es im Osten wie im Westen Deutschlands vieles zu beklagen. Und sicherlich sind Fragen des Respekts bzw. des mangelnden Respekts ein wichtiger Faktor solcher Einschätzungen. Das Erleben ist wichtiger als der materielle Wohlstand. Die Kluft zwischen dem realen Lebensstandard und dem subjektiv Erlebten ist bei vielen Menschen, die heute in den neuen Bundesländern leben, bemerkenswert und wahrscheinlich ein DDR-Erbe. Wer so lange mit Spaltungen und Unwahrheiten, mit Doppelzüngigkeit und unsicherem Boden gelebt hat, wird wahrscheinlich dazu neigen, seinen Wahrnehmungen nicht zu trauen, zumindest sehr selektiv wahrzunehmen und noch selektiver zu bewerten.

Und dann gibt es Menschen, die spüren und wissen, dass sie unter dem DDR-Erbe in der Seele, den doppelten Wahrheiten und den Spaltungen in der Persönlichkeit, zwischen öffentlich und privat, bis heute leiden. Rainer V., ein 43-jähriger Mann, erzählt aufgeregt:

»Ich habe als Kind die DDR mitbekommen, aber die existierte in meiner Kleinstadt weiter, auch als es die DDR offiziell nicht mehr gab. Es waren andere Waren im Laden und einige lebten von Stütze, aber sonst blieb es wie vorher. Viele junge Leute, die das nicht aushielten, gingen weg. Einige nach Schweden, zum Holzfällen, andere in den Westen. Ich blieb, habe heute meinen kleinen Laden und komme gut zurecht. Ich habe aber immer noch das Gefühl, dass ich nicht weiß, wer ich wirklich bin. Ich bin zwei. Im Laden bin ich der eine Rainer. Aber dann zu Hause in meiner Familie ein ganz anderer. Wenn ich einschlafen will, dreht sich manchmal alles in mir. Ich komme nicht klar, hab irgendwie kein Zentrum. Und dann wache ich auf und weiß nicht, wer ich bin und wo ich bin.«

Wohlgemerkt: Er lebt nicht in der Fremde, sondern in der Stadt, in der er geboren ist – und er fühlt sich fremd. So geht es nicht allen, selbstverständlich, doch Spaltungen in der Gesellschaft, in den Rollen, die Menschen einnehmen, können leicht zu Spaltungen zwischen innen und außen oder zwischen unterschiedlichen Persönlichkeitsanteilen führen. Das kann existenziell verunsichern.

KAPITEL 6

»Tausche Trabbi-Teil gegen Abflussrohr«

DIE BRÜCHIGE NOTSOLIDARITÄT

Nach mehrfachem Hin und Her zwischen »Gehen oder Bleiben« entschieden sich meine Eltern Ende der Fünfzigerjahre zunächst, in der DDR zu bleiben. Als Zeichen dafür wollten sie sich ihre Wohnung »schön machen« und neu streichen lassen. Das ging nur »unter der Hand«. Meine Mutter hatte eine gebrauchte Strickmaschine erworben und strickte für andere Menschen. Als Gegenleistung erhielt meine Familie von einem gelernten Maler einen Neuanstrich der Wohnung.

Solche Tauschgeschäfte waren üblich. Auch die Farbe wurde eingetauscht. Es gab sie nicht auf dem freien Markt. Mangelwirtschaft. Jeder musste sich behelfen. Auch ich wurde als Kind in den Fünfzigerjahren oft rausgeschickt, um mich an eine Schlange anzustellen. Ich bekam etwas Geld mit und sollte alles kaufen, was ich bekommen konnte. Egal, was es gerade gab. Schlangen waren ein Zeichen dafür, dass eine Ware eingetroffen war, die man brauchte. Also hieß es: hingehen, anstellen und mitbringen. Was zu viel war – und das war selten der Fall, meistens war schon alles ausverkauft, bis ich an die Reihe kam –, wurde dann mit anderen getauscht. In den Warteschlangen gab es nicht nur Solidarität, sondern auch viel Gedränge. Ich wurde oft weggeschubst und konnte mich, so klein wie ich war, nicht gut dagegen wehren. Es herrschte ein Mangelkonkurrenzkampf.

Nicht nur in den Anfangsjahren, auch später noch. In den Siebziger- und Achtzigerjahren waren die Grundnahrungsmittel in hinreichender Menge erhältlich. Doch es gab immer wieder Gegenstände, die man nur »unter der Hand« bekommen konnte.

Das führte zu einem »Wir-Gefühl«, zu einem Zusammenhalt, der in den Jahren nach dem Zusammenbruch der DDR häufig vermisst wurde. Deswegen schwärmen viele Menschen sogar von der Notsolidarität, die es in der DDR gab. Eine ältere Frau, Walli N., erzählt zum Beispiel:

»Wenn im Dorf ein Schwein geschlachtet wurde, bekam jeder etwas ab. Wir hielten zusammen. Das gibt es heute nicht mehr.«

Tausche Trabbi-Ersatzteil gegen Abflussrohr – so ging das. Gerd Z. berichtet:

»Als wir endlich einen Trabbi hatten, gab es ja keine Werkstätten. Man musste sich irgendwie behelfen. Bei einer Panne hat jeder angehalten. Einen Pannendienst gab es nicht, zumindest in unserem Territorium. Wenn man heute mit dem Auto am Straßenrand steht, fahren sie alle vorbei.«

Gegenseitige Unterstützung ist ein wichtiges Gut. Diese positive Erfahrung bleibt im Gedächtnis und wird verständlicherweise vermisst. Viele beklagen, dass dieser Zusammenhalt, der sich auch in häufigen Treffen und Feiern äußerte, nach der Wende so schnell zusammengebrochen ist. Walli N. fährt fort:

»Ich verstehe das nicht. Als es mit der DDR aus war, zerfiel alles, zerfielen auch Freundschaften und die Gemeinschaft im Dorf oder in Freundeskreisen. Das war Knall auf Fall, ganz plötzlich. Ich verstehe das nicht.«

Oft wird vermutet, dass die »Konsumgesellschaft« des Westens dafür verantwortlich ist, doch die Gründe sind vielfältiger und differenzierter zu betrachten.

Viele Menschen hatten in der DDR schlicht und einfach mehr

Zeit, Freundschaften zu pflegen. Es gab keine Überstunden. Telefonieren konnten bis zur Wende die meisten nur in Telefonzellen auf den Straßen. Man sprach mehr persönlich miteinander, traf sich häufiger. Die Mangelsituation ergab, dass bei fast jeder Reparatur im Haushalt Tauschgeschäfte notwendig waren. Da war es gut, ein breites Netz an Beziehungen zu pflegen.

Der verdeckte Materialismus

In der friedlichen Revolution 1989 ging es für die meisten aktiven Menschen um die politischen Freiheiten. Es ging aber für viele auch darum, das zu bekommen, was den Menschen im Westen zur Verfügung stand. Ein Katalog von Quelle oder Neckermann war von hoher Attraktivität und ging heimlich von Familie zu Familie. Die Konkurrenzsituation, der Vergleich zwischen Ost und West, war immer präsent. Nicht nur über das West-Fernsehen, sondern auch über viele andere Kanäle wurde die Orientierung an Konsumgütern, die es in der damaligen BRD gab, gefördert. Deswegen stürzten sich die Menschen 1989/90 mit dem Begrüßungsgeld in die Kaufhäuser. Dass es ab diesem Zeitpunkt nur noch um den Konsum, nur noch um das Materielle ging, ist weit übertrieben.

Die materielle Orientierung in der Wendezeit hatte schon eine lange Tradition. Auch in den Zeiten der Mangelwirtschaft waren für viele Menschen Konsum und materielle Anschaffungen wichtig. Zumindest seit dem Ende der Sechzigerjahre. Nach der Wende drehten sich die Vorzeichen um. Das, was vorher zu wenig da war, war dann vielleicht im Überfluss vorhanden (sofern man es sich leisten konnte; da wurden die Grenzen schnell spürbar). Die Vorzeichen änderten sich von Minus auf Plus.

Seit Anfang der Siebzigerjahre änderte die DDR-Führung die Wirtschaftsprioritäten daraufhin, eine ausreichende Anzahl von Grundnahrungsmitteln und anderen wichtigen Konsumgütern des täglichen Bedarfs zur Verfügung zu stellen und stark zu subventionieren. Hintergrund war sicherlich auch das Bemühen, die Bevölkerung ruhig zu halten angesichts der Ereignisse in der ČSSR und später in Polen. Das führte zu einer enormen Verschuldung der DDR und hatte abstruse Folgen, wie zum Beispiel, dass das hochsubventionierte Brot in der Landwirtschaft teilweise als Schweinefutter verwendet wurde, weil es billiger war als das sonstige Futter.

Doch die Notwendigkeit, vieles tauschen zu müssen, was über die Grundbedürfnisse des Alltagslebens hinausging, blieb. Damit war es für jeden auch weiterhin wichtig, ein großes Netzwerk an Kontakten zu haben. Soziale Netze statt Baumarkt.

Svenja I., die Anfang der Achtzigerjahre als Jugendliche im Norden der DDR lebte, erzählt:

»Ich wollte unbedingt eine andere Art von Jeans haben als die eine Marke, die es immer nur in den Läden bei uns gab. Meine Freundinnen und ich waren total scharf darauf. Das weiß ich noch genau. Bei uns gab es eine Siedlung, in der die Vietnamesen wohnten, ganz abgeschlossen von allen anderen. Viele der Frauen nähten auf ihren Nähmaschinen und verkauften die Kleidungsstücke unter der Hand. Man wusste nicht wer. Man kam da auch nicht dran. Es ging nur über Leute, die man kannte, die wieder jemanden kannten und so. Darüber bekam ich dann eine Jeans. Ich war so was von stolz und wollte sie gar nicht mehr ausziehen. In der ersten Nacht behielt ich sie sogar beim Schlafen an.«

Vor der Wende lautete die Frage: Woher bekomme ich etwas? Nach der Wende lautete die Frage: Wo gibt es das beste Sonderangebot?

Wer ist »wir«?

Das »Wir« im Bewusstsein und Gefühlsleben der DDR-Bevölkerung muss differenzierter betrachtet werden, um das Erbe zu verstehen. Es war eigenartig und seltsam. In dem »Wir« existierten mehrere Aspekte nebeneinander, die dann in der Wende auseinanderfielen. Es gab ein offizielles »Wir«. Das richtete sich in der DDR gegen das »Andere«, gegen den westlichen Imperialismus. »Wir«, die Arbeiter und Bauern, gegen die Feinde und Schädlinge. »Wir«, die Friedliebenden, gegen die Kriegstreiber usw. Doch innerhalb der DDR gab es noch ein zweites »Wir«, das sich vor und während der Wende in dem Satz »Wir sind das Volk« ausdrückte.

Der Angestellte Felix L. erzählt:

»Im Betrieb gab es immer eine ganz klare Trennung. Da oben waren die Bonzen, die Funktionäre, die Parteileute. Und da unten, das waren wir, die Arbeiter, die einfachen Leute, die Normalen. Die da oben hatten das Sagen und eine große Klappe, aber wir glaubten denen nicht. Wir machten oft, was wir wollten, weil wir es besser wussten. Und in der Nachbarschaft war das auch so. Bei uns in der Straße hielten wir zusammen. Nicht alle natürlich, aber doch viele. Man kannte sich. Es war wichtig, dass man sich kannte, damit man auch halbwegs offen reden konnte, wenigstens ein bisschen, und sich vertrauen konnte.«

Als das offizielle »DDR-Wir« wegfiel, zerfiel auch das zweite »Wir«. Dieses lebte immer davon, sich gegen »die da oben« zu wenden und zusammenzuhalten. Dass dieser Zusammenhalt auseinanderbrechen musste, wenn das Gesamtsystem stürzte, wenn das offizielle gemeinsame »Wir« zerfiel, liegt auf der Hand. Hinzu kam, dass viele arbeitslos wurden, viele wegzogen in die alten Bundesländer, vor allem Frauen, junge Frauen. Nachbarschaften fielen auseinander, Freundschaften lösten sich auf. Wenn Menschen sich nicht mehr persönlich begegnen und keine gemeinsamen Lebenswelten teilen, kann auch der Zusammenhalt nicht mehr so wirken wie zuvor.

Paula U., die 1978 geboren wurde, erzählt:

»Ein paar Jahre nach der Wende habe ich meine Schule fertig gemacht und dann bin ich weg. Zur Ausbildung war ich in Frankfurt am Main. Ich wollte weg aus diesem miefigen Umfeld. Das war wie eine Befreiung, aus diesem Jammertal abzuhauen. Meine Familie wollte reisen, reiste ganz viel und wollte immer neue Anschaffungen machen und gleichzeitig hatten meine Eltern erst die Arbeit verloren und jammerten und klagten, auch wenn es ihnen später besser ging. Ich konnte das nicht mehr aushalten. Also habe ich mich auf den Weg gemacht und das klappte. Ich habe dann in Wiesbaden geheiratet und einen guten Job gefunden. Und doch komme ich mir manchmal allein vor. Einsam ist zu viel. Ich habe ja meine eigene Familie, aber irgendwie fehlt mir etwas an diesem Zusammenhaltsgefühl, das es da vorher auch gab. Auch wenn ich weiß, dass das ziemlich hohl war. Aber trotzdem, irgendetwas fehlt mir, da habe ich so eine Sehnsucht.«

Was bleibt als DDR-Erbe in der Seele? Vor allem die Sehnsucht nach Zusammengehörigkeit und Zugehörigkeit zu einer bestimmten Gemeinschaft. Sie ist ein starkes Erbe. Sie ist nicht nur lebendig in den Menschen, die lange in der DDR gelebt haben, sondern auch in der Generation der Wendekinder und der Nachgeborenen.

Die AfD versucht, dieses Zusammengehörigkeitsgefühl mit dem »Wir« gegen das »die da oben« wiederzubeleben und auszunutzen, indem sie zum Beispiel in Thüringen und anderen neuen Bundesländern die Parole »Wir sind das Volk« aufgreift und sich »gegen die da oben in Berlin« und gegen das »Parteien«-System zu wenden versucht. Abgesehen davon, dass auch die in den neuen Bundesländern führenden AfD-Politiker nahezu alle aus dem Westen kommen und nicht an der friedlichen Revolution 1989 beteiligt waren, ist dies ein infamer Versuch, der vermutlich vor allem bei Menschen fruchten kann, bei denen dieses DDR-Erbe in der Seele sehr stark lebendig ist.

KAPITEL 7

»Taffes Mädel«, aber »zu bescheiden«

DAS SELBSTVERSTÄNDLICHE SELBSTBEWUSSTSEIN

Viele Frauen, die in der DDR aufgewachsen sind, betonen widersprüchliche Aspekte ihrer Situation und Erfahrungen. Das wird deutlich, wenn ich nach besonderen Erfahrungen frage, die sie als Frau in der DDR und danach gemacht haben und die nachwirken. Franziska H. betont zum Beispiel ihr Selbstbewusstsein und ihr »taffes« Auftreten.

»Ich bin Anfang der Sechziger in Ost-Berlin geboren und habe mir nie große Gedanken um meine Rolle als Frau gemacht. Das war doch klar. Wir waren gleichberechtigt und ich war immer ein taffes Mädel. Wenn mir jemand blöd kam, dann prallte der an mir ab. Sicher, man musste aufpassen wegen der Partei und so. Aber privat … also unter uns und in der Familie und mit den Kolleginnen und Kollegen … da haben wir uns nicht die Butter vom Brot nehmen lassen.«

Gerti K, einige Jahre jünger, hebt dagegen mit etwas bitterem Unterton die Notwendigkeit, sich unterzuordnen, hervor:

»Das mit der Gleichberechtigung, das stand ja nur auf dem Papier. Es war schon etwas besser als bei meiner Mutter. Die hat geschuftet. Die musste arbeiten, den Haushalt führen, musste machen, was der Mann sagte. Aber auch in meiner Zeit war es immer noch so, dass da oben die Leitungen im Kombinat, in der Partei und überall mit Männern besetzt waren. Da gab es nur ein paar Frauen als Aushängeschilder. Die waren mehr Männer als die Männer. Sonst hatten die keine

Chance. Und die Männer hatten das Sagen. Wir mussten machen, arbeiten und Fahnen schwenken.«

Die Frauenbewegung in der BRD

Um die Widersprüchlichkeiten im Erleben der Frauenrolle, wie sie in den beiden Zitaten zum Ausdruck kommt, zu ergründen, halte ich es für notwendig, die Erfahrungen und die Entwicklungen der Frauen in der DDR und der alten BRD zu betrachten und einen Vergleich zu wagen.

In den ersten zwanzig Jahren der Existenz der DDR war das Frauenbild der Gesellschaft immer noch selbstverständlich und unmerklich, zumindest unausgesprochen, geprägt von den herkömmlichen Vorstellungen einer männlichen, natürlichen Dominanz und Überlegenheit, auch wenn offiziell ein anderes Frauenbild propagiert wurde. Die gesellschaftliche und patriarchalische Tradition, dass sich Frauen den Männern unterzuordnen hatten, den Männern unterlegen, von ihnen abhängig und minderwertig waren, entfaltete ihre Macht ähnlich oder genauso in der damaligen BRD, blieb ganz Deutschland noch lange erhalten und wirkt bis heute in die Gegenwart.

In der alten BRD wurden vor allem ab den Fünfzigerjahren große Anstrengungen unternommen, das traditionelle Frauenbild wiederzubeleben und politisch zu festigen. Denn nach dem Kriegsende war »Deutschland (…) ein Frauenland geworden. Im Herbst 1946 gab es sieben Millionen mehr Frauen als Männer (…). Der Mann war das geschlagene Geschlecht. Körperlich und seelisch schwer angeschlagen bis ruiniert, existenziell verunsichert. Nicht nur der Krieg hat Lücken und tiefe Wunden geschlagen, sondern auch die einsetzende Erkenntnis, dass die Frauen *ihren Mann gestanden* und viele Arbeiten erledigt haben, von denen man vorher annahm, sie könnten nur von Männern erledigt werden.«[21] Also wurde von der männlichen Führungsschicht alles dafür getan, dass die Rolle der Frauen und ihre Forderungen niedergehalten wurden. Helene Weber, eine der Mütter des Grundgesetzes, sagte in einer Rede am 2. Dezember 1949 im Bundestag: »Wir verlangen und erwarten gleichen Lohn für gleiche Arbeit. (…) Die Frau muss im ganzen öffentlichen Leben, in allen Verwaltungskörpern angemessen mitarbeiten. Wir haben im Dritten Reich erlebt, was der Männerstaat ist.«[22] An dieser Stelle verzeichnet das Protokoll »Heiterkeit«, die über 93 Prozent Männer lachten und klopften sich auf die Schenkel. So ging es über viele Jahre weiter. Frauen, die sich politisch äußerten, wurden ausgelacht und beschämt. Die unantastbare Würde galt für sie nicht. Nach zahlreichen Anläufen und intensiven Bemühungen wurde schließlich das erste Frauenministerium eingerichtet – 1986, drei Jahre vor der Wiedervereinigung. Es wurde von Rita Süssmuth übernommen – als eine von 9 Frauen, die seit 1949 ein Ministeramt bekleidet hatten – und war das um das Ressort »Frauen« erweiterte Bundesministerium für Jugend, Familie, Frauen und Gesundheit der Bundesrepublik Deutschland.

Vorhergegangen war die Entstehung der Frauenbewegung. Schon immer hatten Frauen für ihre Rechte gekämpft, zum Beispiel die Einführung des Frauenwahlrechts mit der Gründung der Weimarer Republik 1918. Doch mit der zweiten Welle seit Ende der Sechzigerjahre erlebte die Frauenbewegung als Teil und im Gefolge der »68er« einen großen Aufschwung. Seit Anfang der Siebzigerjahre vertiefte und verbreitete sich die Frauenbewegung, die vieles bewegte und vieles erreichte bei allen gesellschaftlichen Mängeln und Diskriminierungen, die es heute noch gibt. Was die Frauen Schritt für Schritt bewirkten, musste erstritten werden: die Einrichtung und Finanzierung von Frauenhäusern, das Verbot der Vergewaltigung in der Ehe, die Abschaffung der Rechte von Ehemännern, die über eine Berufstätigkeit ihrer Ehefrauen entscheiden konnten und vieles andere mehr. Alles wurde erkämpft, vieles außerhalb und manches auch innerhalb der Parteien.

Und in der DDR?

In der DDR durfte es diese Frauenbewegung nicht geben. Hier wurde die Gleichberechtigung der Frau mit der Gründung der DDR von oben her verordnet – also in der Tradition des Obrigkeitsstaates.

1947 schon wurde der Demokratische Frauenbund Deutschlands (DFD) gegründet, noch vor der Gründung der DDR im Oktober 1949. Nach Kriegsende waren »Antifaschistische Frauenausschüsse« entstanden. Sie wurden im März 1947 auf Befehl der SMAD (Sowjetische Militäradministration in Deutschland) zum DFD vereinigt. Er war vorgeblich überparteilich, wurde aber zu einer Massenorganisation der SED, 1949 eingereiht in die Nationale Front, deren Mitglieder von den sowjetischen Besatzungsorganen zugelassen waren.

In der Nationalen Front waren die »Blockparteien« SED, CDU, Liberal-Demokratische Partei Deutschlands, Demokratische Bauernpartei und die National-Demokratische Partei Deutschlands zusammengeschlossen. Dazu kamen der Gewerkschaftsbund FDGB, die FDJ, der Demokratische Frauenbund Deutschlands, der Kulturbund und die Vereinigung der gegenseitigen Bauernhilfe. Die Führung oblag der SED.

Der Demokratische Frauenbund Deutschlands sollte alle Initiativen von Frauen vereinnahmen und im Sinne der Parteiführung kanalisieren.

Annelie D., eine Aktivistin des Demokratischen Frauenverbund Deutschlands erzählt aus den Siebzigerjahren:

»Ich war immer dabei und wollte für das eintreten, was die Frauen brauchten. Da gab es viel zu tun, denn Frauen hatten eine Menge Probleme. Und in den Köpfen der Männer und auch mancher Frauen war die Frauenunterordnung immer noch drin und das nicht gerade knapp. Ich war besonders aktiv dabei, Vorschläge zu machen und konkrete Maßnahmen zu entwickeln gegen die Gewalt gegen Frauen. Doch immer, wenn es ernst wurde, wenn irgendetwas in die Volkskammer oder woandershin, wo entschieden wurde, gehen sollte, wurden wir ausgebremst. Dann hieß es: ›Das gibt es im Sozialismus nicht. Wenn wir sagen, dass es das doch gibt, dann helfen wir nur den Klassenfeinden.‹ Ich habe dann aufgegeben. Ich blieb zwar Mitglied, habe aber sonst nichts mehr gemacht, weil es ja zwecklos war.«

Im Volksmund stand die Abkürzung DFD für den Demokratischen Frauenbund Deutschlands für »dienstbar-folgsam-dumpf«. Unabhängig davon, wie »dienstbar, folgsam und dumpf« der DFD gewesen sein mag – dass er sich von anderen gleichgeschalteten Organisationen unterschieden hat, wage ich zu bezweifeln. Ich lese in diesen drei Adjektiven auch eine latente Frauenverachtung, denn würden Männer eine Männerorganisation so beschreiben? Zu den Wahlen des DDR-Parlaments, der Volkskammer, durften ausschließlich Kandidaten der Nationalen Front zur Abstimmung stehen. Dabei standen zum Beispiel dem DFD 35 von 400, später 500 Sitzen zu. Die Abgeordneten des DFD waren zumeist gleichzeitig Mitglieder der SED.

Parallel zu dieser offiziellen Frauenorganisation, die, wie gesagt, als einzige in der DDR existieren durfte, gab es in der evangelischen Kirche vor allem in den Achtzigerjahren aktive Initiativen in Frauenkreisen.[23] Sie waren bestrebt, im Rahmen des Möglichen Frauen bei der Bewältigung des Alltags zu unterstützen und eine Gelegenheit zu schaffen, damit Frauen sich untereinander austauschen konnten. Doch seit Beginn der Achtzigerjahre, vor allem seit 1982, erwuchs daraus eine kraftvolle Bewegung. Am 25. März 1982 wurde von der Volkskammer der DDR ein neues Wehrdienstgesetz verabschiedet, das die Einberufung aller Frauen ermöglichte und damit über die bisherigen Regelungen der DDR hinausging und Auswirkungen auf den Wehrkundeunterricht hatte, der nun auch für Mädchen gelten sollte. Als Gegenreaktion entstanden Friedensgruppen, die Petitionen einreichten. Aus den Friedensgruppen (deren Leitsatz »Schwerter zu Pflugscharen« war von der DDR-Führung offiziell verboten worden) heraus gründeten sich Frauengruppen in mehreren Orten der DDR oder es organisierten sich innerhalb der Friedensgruppen Frauengruppen und erweiterten ihr Tätigkeitsfeld. Sie hatten zunächst versucht, sich im Rahmen des DFD zu organisieren, wurden aber vom DFD zurückgewiesen und bekämpft.

Die Frauengruppen bewegten sich im legalen Rahmen des DDR-Systems. Sie starteten Petitionen – diese waren erlaubt – und Liturgische Nächte, denn auch in der DDR durfte man offiziell nicht wegen Sätzen, die in einem Gebet gesprochen wurden, verfolgt werden. Doch trotzdem schlug die Staatsmacht zu. Bärbel Bohley, Ulrike Poppe und andere Frauen wurden zeitweilig verhaftet, ein Sonderkommando der Stasi wurde gegründet, Spitzel in die Frauengruppen eingeschleust.

In diesen ersten unabhängigen Frauengruppen organisierten sich auch Lesbeninitiativen. Es wurde intensiv mit der Friedensbewegung zusammengearbeitet, auch mit den Frauen-Friedens-Initiativen im Westen, vor allem der BRD (Petra Kelly),

Norwegens und Schwedens. Jährlich wurden Treffen in verschiedenen Städten organisiert. Zunehmend beschäftigten sich die Frauengruppen auch mit anderen Themen, zum Beispiel Vergewaltigung, feministische Theologie, Homosexualität. Diese Gruppen waren zahlenmäßig klein, in ihnen entwickelte sich aber ein Kern aktiver Frauen, der die Demokratiebewegung mit initiierte, die schließlich zum Ende der DDR führte. Manche der Beteiligten blieben auch in der neuen BRD politisch aktiv, in einigen Städten entstanden aus den Initiativen nach der Wende Frauenzentren und andere Einrichtungen.

Waren Frauen in der DDR gleichberechtigt?

Die DDR verlor bis zum Bau der Mauer und danach Millionen Menschen, die in den Westen flohen. Überall wurden dringend Arbeitskräfte gebraucht. In den Zeiten der Industrialisierung von den letzten Jahrzehnten des 19. Jahrhunderts bis zum Wiederaufbau nach dem Zweiten Weltkrieg bestand dieses Arbeitskräftereservoir aus der ländlichen Bevölkerung, weil auf den Feldern und Höfen immer weniger Arbeitende gebraucht wurden. In der DDR war dieses Reservoir schnell erschöpft, zumal aufgrund der geringeren Technisierung der Landwirtschaft noch 1989 viel mehr Menschen in diesem Bereich tätig waren als in der BRD.

In der BRD wurde der Bedarf an Arbeitskräften aus der Zuwanderung gedeckt, vor allem zunächst mit Menschen, die aus der DDR kamen, und später mit den sogenannten Gastarbeitern. Woher konnte die DDR-Regierung Arbeitskräfte nehmen, deren Anzahl durch die Fluchtbewegung immer geringer wurde? Aus der weiblichen Hälfte der Bevölkerung. Deshalb gab es eine hohe

Beschäftigungsrate von bis zu drei viertel der Frauen, die berufstätig waren. Sie wurden unterstützt durch Kinderkrippen, die überhaupt erst die Möglichkeit schufen, dass ein großer Anteil der Frauen arbeiten konnte. Rund drei viertel der Kinder unter drei Jahren besuchte die Krippen, die von 6 bis 18 Uhr geöffnet waren.

Viele Frauen unterlagen einer Vielfachbelastung: Arbeit, Kinder (vor und nach der Krippe), Haushalt, Eltern, Großeltern.

»Wenn die Frau sich nicht ganz so leistungsfähig fühlte, dann blieb sie eben auch zu Hause. Manchmal waren dann auch noch Eltern da, die betreut werden mussten. Die Betreuung von älteren Menschen war in der DDR nicht so gut gesichert. Einen Pflegedienst oder etwas Ähnliches gab es nicht und dadurch hatte die Familie oft auch größere Verantwortung.«[24]

Angela Merkel sagt in einem Interview mit der *ZEIT*: »Man hat das auch in der früheren DDR gesehen: Da waren die allermeisten Frauen erwerbstätig, aber auf ihnen lastete trotzdem die alte Rollenerwartung: Sie sollten schön aussehen, die Kinder erziehen, einkaufen, den Haushalt machen.«[25] Unter dieser Belastung brachen manche Frauen physisch und psychisch zusammen. Dies wurde von ihnen selbst meist als persönliches Problem gesehen. Stefanie B. sagt zum Beispiel:

»Ich bin ja nun schon ziemlich alt. Wenn ich zurückgucke, war die schwerste Zeit in meinem Leben, als ich arbeitete und die Kinder hatte und den Haushalt. Und dann musste ich mich noch um meine Mutter kümmern, die krank wurde. Ich dachte immer, ich würde mich nicht genug anstrengen oder überhaupt das nicht alles gut genug auf die Reihe kriegen. Als ich dann in der Frauengruppe der Kirche anfing, mich mit anderen Frauen auszutauschen, merkte ich erst, dass es den anderen auch so ging.«

Hier zeigte sich wieder die Trennung zwischen den offiziellen

Scheinwelten und dem Privaten. Auch das Überlastungsproblem wurde als privates Versagen erlebt. Dass es auch ein gesellschaftliches Problem war, dämmerte den Frauen erst, als sie vor allem in den Achtzigerjahren begannen, sich untereinander auszutauschen. Um dies zu verhindern, waren in der DDR ein solcher Austausch und öffentliche Debatten verboten.

Wenn die Frauen die Überlastung nicht mehr bewältigen konnten, reagierten sie, wie sie es gewohnt waren und wie es erlaubt war: mit persönlichen Konsequenzen. Sie zogen sich in zunehmendem Maße in den Sechzigerjahren wieder aus dem Arbeitsleben zurück. Die Zahl der arbeitenden Frauen sank. Das war zwar nicht verboten, aber nicht erwünscht und für das Regime gefährlich. Die SED-Führung reagierte darauf in der ersten Hälfte der Siebziger auf zwei Ebenen: Zum einen wurde wie schon zuvor die Kampagne fortgesetzt und intensiviert, die die Frauen mobilisieren sollte, wieder berufstätig zu sein. Zur Strategie, um dieses Ziel zu erreichen, gehörte einerseits, dass die Frauen, die zu Hause blieben, diffamiert wurden, wie viele Frauen erzählen, so auch Erna Z.:

»Frauen, die nicht arbeiteten wie ich, wurden oft schief angesehen. Ich wurde oft als Faulenzer bezeichnet. Manchmal stand so was über Frauen wie mich sogar in der Zeitung.«

Gleichzeitig wurde versucht, die Frauen zu entlasten, damit sie wieder ihren Platz in der Arbeitswelt einnahmen. Es wurde der Haushaltstag eingeführt, ein Tag in der Woche für Frauen, an dem sie nicht arbeiten mussten und den sie für ihre Haushaltstätigkeiten nutzen konnten. Gerlinde S. erzählt:

»Ich habe Anfang 1980 angefangen zu arbeiten. Da hatten wir den Haushaltstag. Und es war üblich, dass wir auch während der Arbeitszeit einkaufen gehen konnten. Wir hatten nicht so viel zu tun. Oft fehlte Material für die Produktion. Das war zwar nicht offiziell erlaubt,

dass wir während der Arbeitszeit weggingen, aber das war so gängig – normal. Zumindest bei uns in Ost-Berlin.«

Ihre Berufstätigkeit wurde für die meisten Frauen immer selbstverständlicher. Die Auseinandersetzung über die Berufstätigkeit, auch im familiären Alltag, verlor an Bedeutung. Und dass es Qualifizierungsangebote für Frauen gab, bewerten viele Frauen als wichtig und gut.

»Es gab für Frauen, deren Ausbildung im Erstberuf nicht genügte, dann extra Frauensonderstudien. Hier wurden die Frauen mit mangelnder Qualifikation zusammengefasst, damit sie noch einen beruflichen Abschluss machen konnten, um so doch eine Qualifikation zu erlangen. Die Frauensonderstudien-Lehrgänge waren sehr gut und praktisch. Es wurde nämlich auch für die Unterbringung der Kinder gesorgt.«[26]

All das führte zu einem wachsenden Selbstbewusstsein der Frauen, zu der individuellen Gewissheit von Selbstständigkeit und Unabhängigkeit, die bei vielen heute noch als Erbe nachwirkt. Dieses selbstverständliche Selbstbewusstsein führte dazu, dass die Scheidungsquote stieg, was von vielen Frauen als positiv gesehen wurde und wird:

»Ich habe es gut gefunden, dass die Frauen arbeiteten«, sagt Susanne L. *»Du warst nicht abhängig vom Mann. Du bist bei der Trennung nicht in ein Loch gefallen. Man hatte sein Geld und bekam die Unterstützung. Die Kinder waren untergebracht. Das war gut.«*

Durch den hohen Anteil der arbeitenden Frauen stieg auch das Selbstbewusstsein gegenüber den Männern. Susanne L. fährt fort:

»Da gab es viele tolle Frauen, und wir lebten gleichzeitig in einem totalitären Staat, der Kreativität und Rebellion bestrafte. Das betraf die Frauen und die Männer.«

Angela Merkel, zur Rolle der Frauen in der DDR befragt, betont: »Eine wirkliche Gleichberechtigung gab es auch in der DDR nicht. Dass nie ein Vollmitglied des Politbüros weiblich war, dass es keine Kombinatsleiterin gab, das zeigt doch, dass dort, wo die wichtigen Entscheidungen getroffen wurden, Männer saßen. Natürlich war die Vereinbarkeit von Beruf und Familie sehr viel selbstverständlicher.«[27] Sie betont, dass dies »das Selbstverständnis der Frauen geprägt« habe, es aber durch die Besetzung der Führungspositionen in der DDR »keine prägenden Rollenmodelle« gegeben habe.[28]

Die meisten Frauen durften ihr Selbstbewusstsein nicht öffentlich zeigen, zumindest dann nicht, wenn sich das SED-Regime davon kritisiert oder bedroht fühlte. Die Frauen mussten ihre Kreativität und ihre Meinung zurückhalten. Das galt zwar auch für Männer. Bei vielen Frauen in und aus der DDR ist dies aber sichtbarer, weil bei ihnen der Anstieg des Selbstbewusstseins so rasant war.

Das Erbe

Eine Folge dieser DDR-Erfahrungen für viele Frauen bestand darin, dass in den ersten Jahren nach dem Untergang der DDR sehr viel mehr Frauen in den Westen gingen als Männer. »Zwischen 1992 und 1996 war die Zahl der weiblichen Abwanderer mehr als doppelt so hoch wie die der Männer. Von den unter 30-Jährigen, die zwischen 1991 und 2005 Ostdeutschland verließen, waren zwei Drittel Frauen.«[29] Durch diese Wanderungsbewegung ist der starke Männerüberschuss in vielen Gegenden der ehemaligen DDR zu erklären – und vielleicht auch der Frust mancher Männer, die sich als zurückgeblieben, von »den« Frauen verlassen gefühlt haben mögen. Viele Frauen, vor allem unter 30 Jahren, ergriffen die Initiative, offenbarten Risikobereitschaft und Mut, Neues zu wagen.

»Mein Freund wollte nicht mit, aber ich bin gegangen. Ich habe es nicht mehr ausgehalten. Das sollte es nicht gewesen sein mit meinem Leben. Ich wollte etwas anderes machen. Ich wollte etwas für mich machen in der Welt. Ich wollte probieren, ob ich da klarkomme. Und ich bin klargekommen.«

Wie Sandra H. ist es vielen Frauen nach der Wende ergangen. In jedem Einzelfall mag es unterschiedliche Gründe für den Weggang gegeben haben, doch ohne das gestiegene Selbstbewusstsein ist dieser Prozess nicht zu erklären.

In der Wanderungsbewegung offenbarte sich viel Initiativgeist der Frauen. Gleichzeitig wirkte etwas anderes nach, wir Elke K. erzählt:

»Ich hatte keine Übung darin, in der Öffentlichkeit zu stehen. Und ehrlich gesagt fand ich mich im Vergleich zu den Westfrauen viel zu bescheiden. Das hat mich offen gesagt ziemlich geärgert. Die kochen auch nur mit Wasser, machen aber viel mehr daraus. So wie mir geht es vielen Frauen, die aus dem Osten gekommen sind.«

Das Selbstbewusstsein der Frauen in der DDR als individuelle Kraft oder individueller Persönlichkeitszug hatte nicht öffentlich sein dürfen, war zumindest auf öffentlicher Bühne nicht besonders wahrnehmbar gewesen. Daher traten die meisten Ost-Frauen – und tun dies nach ihrer Selbsteinschätzung häufig immer noch – vor allem im Vergleich zu vielen West-Frauen sehr bescheiden auf.

Eine andere Frau, Giggi J., bestätigt dies:

»Als ich in Nürnberg arbeitete, merkte ich, dass sich die West-Frauen besser verkaufen können. Ich habe immer mein Licht unter den Scheffel gestellt. Das habe ich auch bei vielen anderen gemerkt, die aus dem Osten kamen. Wir können nicht gut verkaufen, am wenigsten

uns. Viele von uns sind zu bescheiden, aber wir haben trotzdem was drauf. Das brauchte Zeit. Das habe ich erst nach und nach gemerkt.«

Übrigens scheint mir diese Bescheidenheit, die Neigung zum Understatement, kein rein weibliches Phänomen, sondern eher auch ein geschlechtsunspezifisches DDR-Erbe zu sein: Die Männer, denen ich in meinem beruflichen und privaten Umfeld begegnet bin, zeichnete diese Eigenschaft genauso aus – so unauffällig, dass es mir jetzt erst, durch die zitierten Aussagen der Frauen, aufgefallen ist.

Um wieder auf den Initiativgeist der DDR-Frauen zurückzukommen: Viele Frauen, die im Osten blieben, ergriffen auch dort die Initiative. Friederun F. erzählt von ihren Bemühungen:

»Nach der Wende haben viele resigniert. Es wurden immer mehr arbeitslos. Alles war unsicher und das hat keiner ausgehalten. Ich habe auch erst überlegt, wegzugehen. Aber ich bin dann geblieben (…), doch ich habe die Initiative ergriffen. Da stand so viel leer. Ich habe dann gleich nach der Wende einen kleinen Laden aufgemacht. Den gibt es immer noch. Darauf bin ich jetzt richtig stolz. Ich verdiene nicht viel, aber ich habe niemanden über mir, ich bin mein eigener Herr. Klasse.«

Für viele Frauen aus der DDR, die nach der Wende berufstätig waren oder blieben, war die zunehmende Konkurrenz eine neue Erfahrung, mit der sie in der DDR nicht vertraut waren:

»Als ich im Westen in eine größere Firma kam, gab es viel Konkurrenz. Das kannte ich so gar nicht. Ich bin dann in einen Frauenchor gegangen. Das hat mich gestärkt. Was da so viel hintenherum lief, gab es ja früher auch. Aber sooo viel, das hat mich umgehauen. Da musste ich erst einmal meinen Weg finden. Auch dass so viele Wert auf Statussymbole legten, kannte ich nicht. Das gab es in der DDR kaum. Die sind mir immer noch ziemlich egal.«

In der DDR gab es kaum Aufstiegschancen. Das Gerangel um

höhere Posten mit besserer Bezahlung und höherem Status entfiel weitgehend. Deswegen waren vielen Frauen (und auch Männern) all die Verhaltensweisen der Konkurrenzkämpfe weitgehend unbekannt. Sie konnten sich nicht oder nicht so gut »verkaufen«.

Ein DDR-Erbe bei den Frauen ist das im Laufe der DDR-Jahrzehnte gestiegene Selbstbewusstsein. Dieses Selbstbewusstsein äußert sich bei vielen nicht laut oder protzig. Es kommt wie selbstverständlich daher, das ist seine entscheidende Qualität. Das Selbstbewusstsein der BRD-Frauen, so scheint mir, ist eher im emanzipatorischen Kampf der Frauenbewegung entstanden, das der DDR-Frauen neben dem – geringeren – Einfluss der Friedens-Frauenbewegung in den Achtzigerjahren vor allem aus den selbstverständlichen Erfahrungen, die ich geschildert habe. Beides gegeneinander aufzurechnen oder nur als Ausdruck von »Fremdheit« zu bewerten, greift zu kurz. Die beiden »typischen« Frauenleben der DDR und der BRD in zwei auseinanderstrebenden Linien aufzuzeigen, die dem gleichen geschichtlichen Erfahrungsboden entsprungen sind, ist mein Versuch, eine Beschreibung dafür zu finden, was nach der Wende an Frauen-Selbstbild, -Selbstverständnis und -Rolle zusammenkam, wie sie mir in den Interviews mit den Frauen der DDR begegnet sind. Ich denke, sie erklären ein wenig die von ihnen geäußerte Fremdheit im Umgang mit den Frauen der alten BRD. Wie dem auch sei: Wesentlich ist, dass das selbstverständliche Selbstbewusstsein vieler Frauen mit DDR-Geschichte zu einem bedeutsamen DDR-Erbe in der Seele zählt.

Die Spaltung zwischen öffentlicher Zurückhaltung und selbstverständlichem (privatem) Selbstbewusstsein gehört zum DDR-Erbe der Menschen generell, wirkt aber bei den Frauen offensichtlich in besonderer Weise. Viele haben gelernt, zu ihren

Selbstwerten auch öffentlich zu stehen. Die Bürgerrechtler/-innen, die ihre politische Stimme schon vor, aber besonders nach der Wende, erhoben haben, sind ein Beispiel dafür. Das Selbstbewusstsein anderer kommt leiser daher. Wieder andere werden immer wieder von Selbstzweifeln eingeholt (das aber unterscheidet diese Frauen nicht von vielen in der BRD sozialisierten Frauen, wie sie mir in meinem privaten und beruflichen Umfeld zeigten und versicherten). Kathleen O. stammt aus Cottbus und lebt nun in Kiel. Sie sagt:

»Ich mache meine Arbeit gut und bin da sehr zufrieden und gleichzeitig werde ich immer wieder von Zweifeln eingeholt, ob ich das schaffe. Vielleicht kommt auch dazu, dass ich mich hier im Westen immer noch fremd fühle. Das sollte ja eigentlich aufhören. Jetzt bin ich ja schon über 50. Aber vielleicht werde ich das nicht mehr los. Vielleicht hat das auch etwas damit zu tun, dass ich immer noch nicht richtig dazugehöre oder das manchmal glaube, obwohl ich mit meinen Kollegen und vor allen Dingen mit den Kolleginnen sehr gut klarkomme. Wenn ich unsicher werde, dann habe ich immer das Gefühl von Fremdsein und das lässt mich auch an mir zweifeln, ob ich die Erwartungen erfülle und ob ich hier richtig bin. Doch ich bereue nichts. Ich bin hier richtig. Vielleicht gehören die Zweifel dazu.«

Was ich bisher über das DDR-Erbe in der Seele vieler Frauen beschrieben habe, die in den Fünfziger- bis Achtzigerjahren in der DDR im Berufsleben gestanden haben, trifft auch auf diejenigen zu, die als Kinder in der letzten Phase der DDR aufgewachsen sind. Sie hatten oft Mütter mit dem beschriebenen selbstverständlichen Selbstbewusstsein. Für sie war es selbstverständlich, dass ihre Mütter arbeiteten und ihr Leben gut bewältigten.

Frauen dieser Generation, die ich in Interviews danach befragt habe, ob das beschriebene Selbstverständnis und Selbstbewusstsein in Bezug auf ihre Frauenrolle möglicherweise ein besonderes weibliches DDR-Erbe in ihrer Seele sein könnte, reagierten zumindest im ersten Moment mit Erstaunen und Unverständnis. Sie verstanden die Frage oft nicht. Sarah K., die ich hier stellvertretend für diejenigen, die neugierig darauf waren, was ich damit meinen könnte und die mit Interesse nachfragten, zitieren möchte, sagt:

»*Auch wenn ich erst dachte: Was meint er denn damit? Was soll das sein: ein Erbe in der Seele bei den Frauen?, ist mir irgendwie ein Licht aufgegangen, was es mit mir und meiner Mutter und den Wessi- und Ossi-Frauen so auf sich hat.*«

Abschließen möchte ich dieses Kapitel mit einer für die Öffentlichkeit bestimmten Aussage von Angela Merkel, die angesichts ihres biografischen Hintergrunds die Selbstverständlichkeit ihres Selbstbewusstseins illustriert, weil sie anscheinend den Kontext der Fragen nicht versteht oder nicht darauf reagiert:

»ZEIT: Sind Sie im Amt zur Frau geworden?

Merkel: Nein, im Amt sicherlich nicht, ich war ja schon vorher eine Frau.

ZEIT: Aber ist es Ihnen bewusster geworden?

Merkel: Das würde ich auch nicht sagen. Schon als Physikstudentin habe ich Männer an der Uni als sehr dominant erlebt. In der Politik hat sich das noch einmal anders dargestellt. Mein Blick für Benachteiligungen, die auf Frauen zukommen, hat sich geweitet, weil ich Einsichten in sehr viele Lebensbereiche bekam. Und ich habe diesen Blick auch aufmerksam schweifen lassen, schon weil ich zu Beginn Frauenministerin war. Dieses Interesse hat mich nie mehr verlassen.«[30]

Und an anderer Stelle sagt sie im Interview:

»Merkel: (...) Natürlich: Wenn man im Beruf dort angekommen ist, wo ich es bin, steht man im Rampenlicht. Dass Frauen sich mit mir vergleichen, ergibt sich dann daraus, dass ich eine

Frau bin und andere Frauen mitunter auch vor schwierigen Aufgaben stehen. Da brauche ich mich gar nicht speziell an sie zu wenden.

ZEIT: Sie glauben, Sie kommunizieren mit Frauen unterbewusst oder indirekt?

Merkel: Nein, nicht unbewusst. Automatisch. Wenn ich etwas sage oder tue, sage oder tue ich es nun einmal als Frau.«[31]

KAPITEL 8

»Immer waren es die andern«

DAS ERBE DES RASSISMUS

Als ich als Kind nach der Flucht in West-Berlin zum ersten Mal einen Schwarzen Mann sah, wahrscheinlich einen US-amerikanischen Soldaten in Zivil, bekam ich Angst. Ich fürchtete mich vor ihm, aber ich wusste nicht warum und wovor. Wir gingen eine Weile nebeneinander die Straße entlang. Er lächelte freundlich und ich schämte mich für meine Angst.

Ich hatte vorher noch nie einen Menschen mit dunkler Hautfarbe gesehen, hatte also noch keine schlechten Erfahrungen machen können und konnte mir deshalb auch später meine Ängstlichkeit nicht erklären. Doch vielleicht war gerade das Unbekannte der Auslöser der Furchtsamkeit? Ich dachte lange Zeit, dass negative Erfahrungen der einzige Anlass seien, um vor ähnlichen Begegnungen, mit denen die negativen Erfahrungen ausgelöst wurden, Angst zu bekommen. Doch es schien und scheint so, dass viele, auch erwachsene, Menschen Furcht vor dem haben, was sie nicht kennen.

Die politische Propaganda rechtsradikaler Parteien macht sich dies zunutze. 2016 sah ich in Mecklenburg-Vorpommern im Landtagswahlkampf Plakate der AfD, in denen behauptet wurde, die »deutschstämmige« Bevölkerung in Mecklenburg-Vorpommern würde in Reservaten wie den Indianerreservaten in den USA landen. Deutsche würden von »den Ausländern« verdrängt. Es ist für mich nachvollziehbar, dass, wenn etwa 2015 in einem

Dorf mit 1 300 Einwohnern eine Flüchtlingsunterkunft mit 150 Plätzen eingerichtet wurde, die einheimische Bevölkerung dann verunsichert, ja manchmal auch ängstlich war. Sie hatten keine Erfahrung damit, was auf sie zukommen würde und wer »all diese fremdartigen jungen Männer« waren. Natürlich brauchte es Bemühungen auch von kommunaler und gesellschaftlicher Seite, sich kennenzulernen und Vertrauen zu gewinnen, Vorurteile zu überprüfen und Begegnungen zu ermöglichen. Doch in Mecklenburg-Vorpommern gab es in dem Jahr des Wahlkampfes gerade einmal 1,4 Prozent der Gesamtbevölkerung des Bundeslandes, die Flüchtlinge waren (mittlerweile ist die Zahl der jährlichen Zuwanderer auf 0,1 Prozent gesunken). Da sind ja kaum Begegnungen möglich, weil es fast keine »fremden« Menschen gibt, denen man begegnen kann. Also kann es nur sinnvoll sein, dem nachzugehen, ob sich dafür, dass die absurde Angstmache bei vielen auf fruchtbaren Boden fällt, Spuren im seelischen DDR-Erbe finden lassen.

Ich erinnere mich, dass wir als Kinder das Spiel »Wer hat Angst vorm Schwarzen Mann?« gespielt haben. Dafür mussten alle schreiend vor dem »Schwarzen Mann« davonlaufen. Doch wir kannten alle keine »Schwarzen Männer«, auch keine Schwarzen Kinder oder Frauen, allenfalls von Plakaten zu irgendwelchen Weltfriedens- und Solidaritätstagen. Wahrscheinlich wirkte in dem Spiel auch noch die Nazipropaganda nach, der alltägliche Rassismus des nationalsozialistischen Regimes, in dem Menschen mit anderer Hautfarbe und anderer Herkunft nicht nur zu fremden, sondern zu minderwertigen »Rassen« erklärt wurden.

Doch das DDR-Regime behauptete, es gebe in der DDR keinen Rechtsradikalismus und keinen Faschismus. Die DDR sei ein antifaschistischer Staat. Das ist zu hinterfragen: Fand eine Auseinandersetzung mit dem Faschismus in der DDR statt?

Einigen führenden Nationalsozialisten wurde der Prozess gemacht und Tausende Menschen verschwanden in den NKWD-Lagern (Lager des Innenministeriums der UdSSR, das unter anderem geheimdienstliche Aufgaben wahrnahm), zu denen teilweise frühere nationalsozialistische KZs umfunktioniert wurden. Manche der Inhaftierten waren Naziverbrecher, aber viele andere waren mehr oder weniger durch Zufall oder Willkür festgenommen worden.

Der damals junge, heute 87-jährige Helmut Z. erzählt:

»Ich hatte 1948 meine Schwester in Münster besucht, die mit einem Amerikaner zusammenlebte. Als ich wieder zurückkehrte, wurde ich von russischen Soldaten festgenommen und ins Lager gesteckt. Mir wurde Spionage im Auftrag der USA vorgeworfen. Wir hungerten. Es war schrecklich. Erst nach zwei Jahren kam ich frei.«

Eine Auseinandersetzung mit dem Faschismus fand schlicht nicht statt. Die Faschisten, das waren »die anderen«. Das waren die Kapitalisten, und die gab es ja nur in der BRD. Millionen Menschen hatten in Deutschland den Nationalsozialismus unterstützt. Viele aktiv, viele als Mitläufer/-innen. Viele hatten einen großen Teil der nationalsozialistischen Ideologie insbesondere des Rassismus übernommen. Aber damit setzte man sich in der DDR nicht auseinander. Rassisten, das waren nur »die anderen«. In der DDR gab es das angeblich nicht. Doch seit Juni 1949 durften ehemalige NSDAP-Mitglieder in die SED eintreten, später machten sie bis zu 15 Prozent der SED-Mitglieder aus. Entscheidend ist, dass der Antifaschismus sich nicht in der Auseinandersetzung mit der eigenen Geschichte entwickelte und sich positionierte, sondern von oben verordnet wurde. Viele Menschen, die in der DDR groß geworden sind, verabscheuten zweifellos die Verbrechen des Nationalsozialismus, doch mit dem eigenen Leben, mit den eigenen Einstellungen, mit der eigenen Familie hatte das nichts zu tun.

Josef N. erzählt aus den Fünfziger- und Sechzigerjahren in der DDR:

»Ich war damals ja noch ein Kind. Doch ich bekam genau mit, dass immer die anderen schuld waren: die Saboteure, die Spione, die Kapitalisten, die Großbauern und Junker. Auch beim 17. Juni waren es angeblich amerikanische Agenten, die die Demonstrationen angezettelt hatten. Immer waren es die anderen. Die anderen sind schuld.«

Wer sich mit dem Rassismus und anderen Ausdrucksformen rechtsradikaler Ideologien beschäftigen will, muss bei den eigenen Vorurteilen, beim eigenen Erleben beginnen. Dazu gehören die eigenen Erfahrungen, aber auch die Nichterfahrungen, das Nachplappern und Nachfolgen vorgegebener Ideologien. Nur wenn Menschen sich selbst, ihr Menschenbild, ihre Gefühle, ihre Gedanken und ihr Verhalten mit einbeziehen, kann es eine Auseinandersetzung mit Vorurteilen geben und können sie eine eigenständige Urteilskraft entwickeln. Geschieht dies nicht, schlummern die Vorurteile und brechen bei nächster Gelegenheit wieder hervor.

Weil es keine Rechtsradikalen, keine Nazis in der DDR geben durfte, wurden auch die Neonaziaktivitäten in der DDR verharmlost und geleugnet. Sie existierten offiziell nicht. Insbesondere in den Siebziger- und Achtzigerjahren entstand in der DDR ein Nazinetzwerk, das immer wieder mit fremdenfeindlichen und rassistischen Aktivitäten aktiv wurde. In Erfurt wurden algerische Vertragsarbeiter mehrere Tage lang durch die Straßen gejagt und verprügelt. Das wurde verschwiegen. Mehrere Menschen berichten von Neonaziübergriffen, Überfällen zum Beispiel auf Zeltlager, wo die Polizei nicht oder erst sehr spät einschritt. All diese Ereignisse wurden als »Rowdytum« verharmlost, aber nicht als

Naziübergriffe benannt. Erst nach dem schlimmen Überfall auf das Konzert der West-Berliner Band Element of Crime in der Berliner Zionskirche durch organisierte Neonazigruppen, die ihre Gewalttätigkeit mit »Sieg Heil«-Rufen begleiteten, konnte wegen der Anwesenheit westlicher Journalisten dieses Schweigen nicht weiter aufrechterhalten werden.

»Die da oben« müssen alles regeln

Ein Aspekt, der einen solchen Zustand ermöglichte, war die Haltung: »Die anderen sind schuld.« Ich habe schon beschrieben, dass es in der DDR zwei Welten gab, die öffentlich-staatliche und die private. Der Staat wollte nach seinem Verständnis alles regeln. Jeder musste mitmachen, mehr oder weniger aktiv, mehr oder weniger begeistert. Das wiederum war der Boden für die Grundhaltung, Gewissheit und Erwartung, dass der Staat alles regeln muss. Diese Einstellung zog sich durch die breitesten Bevölkerungskreise – und kommt heute noch als Erbe zum Ausdruck in mancher widersprüchlichen Haltung zwischen Ablehnung des Staates und Überhöhung der staatlichen Zuständigkeiten und Möglichkeiten. Das zeigt sich in vielen Interviews, auch dem mit Isabell G.:

»Klar! Immer wieder, wenn bestimmte Lebensmittel nicht in den Läden waren, waren die da oben schuld. Der Staat, die Partei, die Regierung, die Bonzen … Und die sagten, dass daran das Wetter schuld war oder die Imperialisten oder irgendjemand anderes. Keiner übernahm wirklich Verantwortung, wenn etwas nicht klappte. Nur wenn etwas gut lief, waren alle da, und dann gab es die höchsten Lobeshymnen. Es war doch auch so. Wenn man eine Wohnung wollte, wenn man einen Trabbi wollte, wenn das Kind studieren sollte …, alles wurde von

oben geregelt. Man konnte gar nicht selbst entscheiden. Wenn irgendetwas nicht klappte, waren es immer die da oben.«

Bei den geflüchteten DDR-Bürgern und vor allem bei denen, die in der DDR verfolgt wurden, saß das Misstrauen gegen den Staat sehr tief. Steffi W., die als politische Gefangene in Bautzen im Gefängnis saß und von der Bundesregierung freigekauft wurde, erzählt über ihre erste Zeit in der alten BRD:

»Ich war immer misstrauisch und wollte mich aus allem raushalten. Wählen ging ich sowieso nicht. Das war ja eh nur geschoben. Wenn ich Uniformen sah oder Menschen in Uniformen, dann zuckte ich immer zusammen. Als mir einmal mein Fahrrad gestohlen wurde, musste ich wegen der Versicherung zur Polizei gehen und den Schaden melden. Ich war völlig perplex, wie freundlich die waren. Keiner hat mir die Schuld gegeben, dass ich etwas falsch gemacht habe. Niemand hat mich von oben herab angeguckt oder beschimpft. Es war unglaublich. Ich weiß, dass es im Westen auch unfreundliche Polizisten gibt. Aber das war eine sensationelle Erfahrung. Wenn ich später nach der Wende meine Eltern und meine Verwandten im Osten besucht habe, dann habe ich gemerkt, wie mein Misstrauen gegen die da oben sich schon abgebaut hatte. Im Unterschied zu den Verwandten. Die waren immer noch auf dem Trip, dass die Merkel alles regeln muss, dass die an allem schuld ist. Und wenn die Merkel nicht schuld war, dass sie keinen Arbeitsplatz haben oder zu wenig Geld verdienen oder sich eine Reise nicht leisten können, dann waren es die Ausländer. Immer die anderen.«

Bettina Wegener, die von der DDR ausgebürgert wurde, erzählt in einem Interview[32], dass sie Verständnis dafür hat, wenn sich Menschen in der ehemaligen DDR gegenüber denjenigen aus »dem Westen« benachteiligt fühlen. Wer obrigkeitsgläubig ist, macht nur »die da oben« dafür verantwortlich und fordert, dass die Obrigkeiten durch andere, durch Vertreter rechter Parteien ausgetauscht werden. Doch Bettina Wegener sagt, dass »ein solches Gefühl der Benachteiligung sich auch anders äußern (könnte)«, indem man selbst aktiv wird, in die Gewerkschaften und andere Initiativen geht usw. Viele in der DDR groß gewordene Bürger haben diesen Weg gewählt, insbesondere die jüngeren Menschen. Doch nicht alle. Wer verstehen will, warum der Erfolg der AfD in den neuen Bundesländern größer ist als in den alten, sollte auch auf diese Haltung: »Schuld sind immer die andern« und »Die da oben sind für alles verantwortlich«, schauen. Ein seelisches und politisches Erbe der DDR.

Die Kinder, die in den Achtzigerjahren in der DDR geboren wurden, haben diese Haltung des Misstrauens gegen »die da oben« miterlebt und sie ist vielen selbstverständlich geworden. Lore A., die 1982 geboren wurde und in Sachsen lebt, erzählt:

»Ich glaube nichts mehr, was von oben kommt. Gar nichts mehr. Wir haben uns in der Schule schon erzählt, wie toll das alles war in der DDR und dass dann alles plötzlich Mist gewesen sein sollte. Dann sollte die Wende kommen und die blühenden Landschaften. Alle waren voller Erwartungen. Und dann wurden meine Eltern arbeitslos und standen vor dem Nichts. Ich glaube nichts mehr, was von oben kommt. Egal, ob es im Fernsehen kommt oder in der Presse. Die lügen doch alle.«

Wie gesagt, diese Haltung, dass »immer die anderen schuld« sind, wenn Erwartungen enttäuscht werden und Wünsche unerfüllt bleiben, trifft sicherlich nicht auf die Mehrheit der ehemaligen DDR-Bevölkerung zu. Aber sie ist ein Erbe in der Seele, das nachhaltig wirkt und auch politische Auswirkungen haben kann. Eine Folge kann sein, dass politisch tätige Menschen nicht differenziert, sondern nur noch pauschal als »die Politik« oder »die Systemparteien« betrachtet werden, wie es die AfD propagiert und ausnutzt. Darüber hinaus wird die Veränderung von

Lebensumständen, die einem nicht passen, nicht aktiv angegangen, sondern die Verantwortung auf »die da oben« abgeschoben. Manches können Menschen zumindest als Einzelne nicht verändern, vieles andere liegt durchaus im Bereich des Machbaren. Zu einer demokratischen Grundhaltung gehört, dass sich Menschen für Veränderungen aktiv einsetzen können und einsetzen wollen.

Bei der »zweiten Generation« – wie gesagt diejenigen, deren Eltern in der DDR aufgewachsen sind, die sie aber selbst nicht mehr erlebt haben (dazu später mehr, in Kapitel 16) – lockert sich, wie ich oft gehört habe, diese Haltung auf, ist aber immer noch präsent. Zum Beispiel erzählt Friederike T.:

»Ich bin jetzt 22 und komme aus Erfurt. Ich bin erst nach der Wende geboren. Wenn ich etwas sehe, was nicht gut ist, dann denke ich auch zuerst: Da müssten die doch etwas tun. Wer ›die‹ sind, weiß ich nicht. Aber irgendjemand müsste doch etwas tun.« Dass sie selbst etwas tun könnte, ja auch sollte, wird ihr erst allmählich bewusst. *»Bei uns in der Straße steht zwei Häuser weiter ein Kiosk, und der Bürgersteig davor ist immer voller Zigarettenkippen. Da wird geraucht und die Kippen werden einfach auf dem Boden ausgetreten. Ich muss da jeden Tag mit meiner Tochter durch und das ist eklig. Ich habe auch erst gedacht, da müsste doch der Bürgermeister oder die Merkel* (bei dem Namen schmunzelt sie ein bisschen) *dafür sorgen, dass das anders wird. Doch dann habe ich mir ein Herz gefasst und bin zu dem Inhaber des Kiosks gegangen und habe mit ihm darüber gesprochen, was man denn tun könne, um diesem Kippenfriedhof ein Ende zu bereiten. Eine Freundin von mir, der Inhaber und ich verabredeten uns und wir reinigten den Bürgersteig vor dem Kiosk. Wir fegten und kratzten die Kippen vom Boden weg. Dann stellte der Inhaber einen großen Aschenbecher auf und hängte ein Schild an das Fenster und bat die Kunden, die Zigaretten nicht mehr auf den Boden zu wer-*

fen. Das hat nicht sofort geholfen. Man musste mehrmals fegen und auch mehrmals die Leute ansprechen, aber allmählich wird es besser. Man kann nicht immer nur den anderen die Schuld geben und die Verantwortung fürs Verändern überlassen – man muss selbst etwas tun.«

Viele Bürgerinnen und Bürger der ehemaligen DDR engagieren sich gegen Rassismus und rechtsradikale Haltungen. Doch bei anderen wirkt anscheinend manches als DDR-Erbe nach. Rassismus und andere Bestandteile rechtsradikaler Haltungen haben selbstverständlich mehrere und unterschiedliche Quellen. Mir ist bei den zahlreichen Gesprächen, die ich geführt habe, sehr deutlich geworden, dass die Aufspaltung zwischen der offiziellen antifaschistischen Haltung des Regimes und der gleichzeitigen Leugnung und »Auslagerung« des Problems zu den »anderen« ein DDR-spezifisches Charakteristikum ist. Und in mir hat sich die Überzeugung gefestigt, dass der Kampf gegen Rassismus und nationalsozialistisches Gedankengut nicht plakativ geführt werden sollte, sondern an den eigenen Vorurteilen ansetzen muss.

KAPITEL 9

»Ich dachte, jetzt wird alles besser. Aber …«

RESIGNATION UND SEHNSUCHT NACH LANGEWEILE

Als ich im Alter von 16 oder 17 Jahren begann, mich politisch zu engagieren, stieß dies bei meinen Eltern auf Unverständnis. Vor allem meine Mutter war entsetzt. Damals dachte ich, dass das – angesichts meiner damaligen politischen Überzeugungen – der Ausdruck einer eher konservativen Haltung sei (was bei meinem Vater nicht stimmte) oder einfach ein Ausdruck dessen war, dass sie »alt« waren und ich jung. Ihr Entsetzen hatte aber viel tiefere Gründe. Es erwuchs aus panischer Sorge und Angst um mich. Sie hatten, wie viele in ihrer Generation, in bedeutsamen Lebensspannen »Visionen« miterleben müssen, die sie ins Elend getrieben hatten: den Nationalsozialismus mit den Visionen von Deutschlands Größe und der Überlegenheit der deutschen Rasse sowie die sozialistisch-kommunistischen Visionen der DDR.

Bei dem früheren Bundeskanzler Helmut Schmidt führte das Wort »Vision« in der Frage in einem Interview bekanntermaßen zu der Antwort, dass wer Visionen habe, zu einem Arzt gehen sollte. Für mich waren Visionen, wie ich in den Debatten mit meinen Eltern immer wieder betonte, Ausdruck der Sehnsucht nach einer besseren Gesellschaft, nach mehr Frieden (damals tobte der Vietnamkrieg), nach mehr Gerechtigkeit und Freiheit. Doch meine Argumente drangen zu meinen Eltern nicht durch.

Sie meinten, meine Visionen (= Träumereien, Spinnereien) würden nur ausgenutzt. Einmal fiel der Satz: »Visionen sind nur eine Sache von denen da oben.«

Das war die Erfahrung der meisten DDR-Bürger/-innen. Die Parteispitze und in ihrem Gefolge die Staatsspitze verkündeten Visionen. Diese wurden in Pläne umgesetzt und waren von vorne bis hinten verlogen. Jeden Tag waren die Zeitungen und die Sendungen im Fernsehen voll davon, eine wunderbare Zukunft auszumalen. Dass dies die Menschen abstumpfte und eine Abwehr von Visionen hervorrief, ist nachvollziehbar. Sofern sie nicht gläubige Sozialisten waren, beschränkten sich die Visionen der meisten DDR-Bürger/-innen auf materielle Werte. »Vision« meint im eigentlichen Sinn eine Vorstellung einer erstrebenswerten Zukunft. In der DDR war »Vision« der Name eines tragbaren Fernsehers des VEB Kombinats Robotron.

Wir Menschen brauchen Visionen, zumindest die meisten von uns. Die Hoffnung auf eine bessere Zeit, ein besseres Leben in sich zu tragen für sich und andere, ja, sich dies auszumalen, gibt Kraft, kann Energie mobilisieren, die zu veränderndem Handeln motivieren kann. In der DDR gab es keine Spielräume für veränderndes Handeln. In der DDR waren die Visionen vom Politbüro vorgegeben, lag der Spielraum für veränderndes Handeln für wenige in der Opposition und für viele nur in der Flucht. Träume erstarben, Hoffnungen beschränkten sich auf die nächste Generation. Viele Kinder haben wie ich den Satz gehört: »Ihr sollt es mal besser haben als wir.« Dafür wurde geschuftet, dafür wurde gelebt.

Befrage ich Menschen, die einen Großteil ihres Lebens in der DDR verbracht haben, nach ihren Visionen, können sie zumeist mit dem Wort »Vision« nichts anfangen. Fast alle fragen nach, was ich denn damit meine. Wenn ich dann erwidere, dass ich darunter eine Vorstellung von einer besseren Zukunft verstehe, von Glück, Erfolg, etwas, das sie für sich, ihre Kinder und die Gesellschaft anstreben und ersehnen, bekomme ich unterschiedliche Antworten.

In den Gesprächen für dieses Buch standen Einzelne dazu, dass sie die Vision einer sozialistischen Gesellschaft verfolgt hatten, aber gescheitert seien. Klara O., die in den letzten Jahren der DDR eine mittlere Leitungsstelle innehatte, sagt:

»Ich war Sozialistin und bin es immer noch. Und ich werde es immer bleiben. Auch wenn ich jetzt nur Taxifahrerin bin. Klar sind wir mit der DDR gescheitert, weil die Sowjetunion von Gorbatschow und diesem Pack verraten wurde. Der Westen war stärker. Der hat uns alle unterhöhlt und die Menschen verführt. Fehler haben wir alle gemacht. Natürlich. Aber was wir wollten, war richtig.«

Eine andere Frau, Gudrun M., eröffnet mir, dass sie glühend an den Sozialismus geglaubt habe, aber nun meint:

»Jetzt bin ich desillusioniert. Die haben uns doch nur verarscht. Mich ausgenutzt. Was habe ich geackert. Was habe ich mich aufgeopfert. Da ein Treffen, da ein Appell, da ein Gremium und dies und jenes. Immer unterwegs. Immer engagiert. Aber alles für die Katz. Wir haben daran geglaubt, aber die da oben schon lange nicht mehr … Was soll ich sagen, mir fehlen die Worte.«

Und sie beginnt zu weinen.

Diese enttäuschten und verratenen Visionen schmerzen und führen oft dazu, dass sich Menschen von Visionen ganz abwenden. Aus der großen Sehnsucht wird dann eine kleine Sehnsucht oder gar keine mehr. Die Sehnsucht nach einer besseren Gesellschaft verkümmert zu einem Wunsch nach einem Trabbi oder nach einem Eimer Farbe für den Anstrich der Laube.

»Ach, wir waren alle so bescheiden«, sagt Rosemarie G. *»Ich auch. Wir wollten einen neuen Wintermantel oder eine bessere, schönere*

Wohnung. Als ich dann nach Marzahn ziehen konnte, war das das Größte. Da war mein Wunsch erfüllt. Da gab es Toiletten in der Wohnung und einen Fahrstuhl, ja sogar mehrere Fahrstühle, denn ein oder zwei waren immer kaputt.«

Das war eine ganz andere Sicht auf die Wohnungen in Marzahn, die später nach der Wende vor allem von Menschen aus West-Berlin und der alten BRD als »Plattenbauten« zum Schreckgespenst gemacht wurden.

Bei vielen richteten sich die kleinen materiellen Sehnsüchte, die große Bedeutung hatten, auf Produkte aus dem Westen. Erwin H. erzählt:

»Wir haben manchmal von Freunden, die Besuch aus dem Westen hatten, einen Quelle-Katalog geliehen bekommen. Das war immer ein Höhepunkt bei allen. Jeder hat ihn durchgesehen. Der ging von Hand zu Hand. In meiner Familie war uns der Quelle-Katalog wichtiger als das SED-Parteiprogramm.«

Bei denen, die in der DDR politisch verfolgt worden waren, waren die Sehnsüchte anders. Udo P. erzählt:

»Ich habe an der Hochschule 1979 einmal in einer Diskussion einem Professor widersprochen. Ich wurde danach verhört und musste öffentlich Abbitte leisten. Doch das reichte denen nicht. Ich wurde schließlich wegen Untergrabung der sozialistischen Moral von der Hochschule verwiesen. Das bedeutete damals, dass ich auch an den anderen Hochschulen nicht studieren konnte. Ich wurde einer Arbeitsstelle als Packer in einem Industriebetrieb zugewiesen, bis ich irgendwann nach drei Jahren nach einem Ausreiseantrag in den Westen kam. Ich habe dort versucht, mein Studium wieder aufzunehmen, aber ich hatte so eine Unruhe in mir. Und ich traute mich kaum, etwas zu sagen. Ich bin meinen Ängsten nicht entkommen. Meine Sehnsucht war, meiner inneren Unruhe zu entkommen und endlich Frieden zu finden. Es gelang mir nach einer Therapie. Ich arbeitete danach in einer Segelschu-

le mit und wurde schließlich Teilhaber. Das war mein Glück. Das Wasser gab mir den Frieden.«

Bei Menschen, die verfolgt wurden, ob sie nun die DDR verlassen konnten oder es in ihr aushalten mussten, zeigten sich die Folgen in Ängsten und massiven Beunruhigungen, auch in körperlichen Symptomen. Die Verfolgungen beeinträchtigten oft ihre Fähigkeit, erneut vertrauensvolle soziale Beziehungen einzugehen. Wem von Menschen tiefes Leid zugefügt wurde, dessen Vertrauen in andere Menschen wird meist brüchig werden. Wer wegen öffentlicher Äußerungen eingesperrt oder anders bestraft wurde, wird mindestens scheu werden, sich in der Öffentlichkeit zu zeigen. Manche überspielten solche Folgen lange Zeit und sie kämpften so dagegen an. Bei anderen zeigten sich diese seelischen Folgen sofort. Immer wieder erzählen sie, dass sie dieses seelische Erbe nicht allein überwinden konnten, sondern Unterstützung brauchten. Die Verfolgungen durch den Staat erfolgten durch konkrete Menschen. Wem so Leid zugefügt wurde, der braucht andere, positive Erfahrungen mit anderen Menschen.

Aufbruch und Zusammenbruch der Hoffnungen

Die Erfahrungen des Zusammenbruchs der DDR und der unmittelbaren Jahre danach waren für viele prägend für ihren Umgang mit Visionen, Sehnsüchten und Hoffnungen. Menschen brauchen Visionen und Wünsche, um in die Zukunft zu blicken, um Energie für eine bessere Zukunft aufzuwenden. Das von dem Philosophen Ernst Bloch beschriebene »Prinzip Hoffnung« kann Berge versetzen, auch kleine Hügel. Die Hoffnung, dass das Leben für sich selbst oder zumindest für die Kinder besser wird, ist eine Triebkraft, die viel Energie schaffen und sich in aktives

Handeln umsetzen kann. Das Erleben des Endes der DDR hat für viele Menschen neue Hoffnungen entstehen lassen, auf Freiheit, auf Demokratie, auf bessere Chancen und größeren Konsum. Doch die Erfahrungen der ersten Jahre nach der Wende haben diese Hoffnungen und Visionen bei vielen Menschen enttäuscht und in sich zusammenfallen lassen:

»Ich dachte, jetzt wird alles besser. Aber das Gegenteil war der Fall. Es wurde alles schlimmer. Ich verlor meine Arbeit, auch meine Frau wurde arbeitslos. Viele Freunde waren weg. Ich bin dann richtig in mich zusammengefallen. Ich habe zu viel getrunken. Ich wusste nicht, was wird. Das habe ich nicht ausgehalten«, erzählt Jens Z.

Die Enttäuschung der Hoffnungen führte viele in die Resignation. Manche wurden apathisch, andere schimpften ununterbrochen, handelten aber nicht. Wieder andere suchten Zuflucht im Alkohol. Auch dieses Zusammenfallen von Hoffnung und Visionen blieb in den Seelen und im Verhalten vieler Menschen lange bestehen.

Jens Z. erzählt weiter:

»Ich habe mich dann wieder gefangen. Aber das hat gedauert. Ich war fünf Jahre in ABM und Schulungsmaßnahmen. Hat alles nichts gebracht. Dann hat mich ein alter Freund in eine kleine Firma vermittelt. Die brauchten einen Handwerker, einen Mann für alles, zum Reparieren und Herrichten. Da hatte ich wenigstens etwas zu tun. Da konnte ich etwas anpacken. Das war wichtig. Nicht nur mit leeren Händen dastehen. Meine Tochter war dann schon weg. Meine Frau hat es nicht gepackt, hat nie mehr gearbeitet, macht nur noch ein bisschen in unserem Garten. Ich glaube, die hängt weiterhin durch. Mir hat die Arbeit gutgetan und dass ich da auch noch neue Leute kennengelernt habe. Jetzt habe ich da richtig Fuß gefasst.«

Anders als Jens Z. sind viele Bürger der ehemaligen DDR nicht aus Hoffnungslosigkeit und Resignation herausgekommen, wie es Jens Z. von seiner Frau erzählt. Starke Auswirkungen hatte dies, wie ich immer wieder gehört habe, auf die Kinder. Die Tochter von Jens Z., Gabriele, wurde direkt nach der Wende 18 Jahre alt. Sie war noch in der Ausbildung als Krankenschwester und ging anschließend ins Saarland. Dort wurden Krankenschwestern händeringend gesucht. Aber das war nicht der einzige Grund für ihren Wechsel:

Gabriele H. erzählt:

»Es war mir zu eng und zu stickig zu Hause. Immer nur Knatschen über die Treuhand und ›Dafür haben wir nicht demonstriert‹ und so … Das war eine ganz depressive Stimmung zu Hause. Und dann die Sauferei. Ich habe es nicht mehr ausgehalten. Ich musste weg, um zu überleben. Sonst wäre weiß Gott was passiert. Ich hatte dann ganz lange keinen Kontakt mehr mit meinen Eltern, nur noch ein- bis zweimal im Jahr. In den letzten drei bis vier Jahren ist es besser. Ach, eigentlich fing es schon vorher an. Ich fahre jetzt öfter dahin. Wir telefonieren. Aber da war schon ein Bruch und da bleibt auch noch etwas von übrig.«

Diese Implosion der Hoffnungen und Visionen durch die Erfahrungen nach der Wende hat bei vielen Menschen tiefe Spuren hinterlassen und äußert sich bei vielen Familien insbesondere in dem Verhältnis zwischen den Generationen. Bei Gabriele H. beruhte das Wegziehen nicht nur auf wirtschaftlichen Begebenheiten wie Arbeitsplatzsuche oder materiellen Vorteilen, sondern auch auf innerfamiliären seelischen Konflikten.

Bei Kindern, die in den letzten Jahren der DDR dort geboren wurden, zeigten sich die seelischen Folgen zumeist anders als in Resignation. Felix E. berichtet:

»Da war in der Zeit meiner Kindheit bei der Wende so viel Unruhe und Unordnung, das hat mich schon irgendwie geprägt. Es gab so viel Neues und Altes. Ich wusste oft gar nicht mehr, was los war. Das war

aufregend, spannend und gleichzeitig manchmal auch zu viel. Aber das dauerte nicht lange, dann war es wieder ruhig wie vorher. Und auch neben der Unruhe blieb es stabil. Der Ort blieb so, wie er immer war, auch wenn Leute wegzogen. In der Schule kamen neue Lehrer und bei meinen Eltern änderte sich viel. Und gleichzeitig blieb vieles so. Ich kann das gar nicht richtig ausdrücken. Es war so nebeneinander. Ich ging dann nach Münster zur Ausbildung. Da war was los. Nichts mehr mit Ruhe. (…) Heute spüre ich, dass ich manchmal richtig Sehnsucht nach Langeweile habe. Ich würde es in der Kleinstadt, aus der ich komme, nicht mehr aushalten. Aber wenn ich dort hinfahre oder daran zurückdenke, dann hat das auch etwas Sehnsuchtsvolles, weil es da keinen Leistungsstress gibt und nicht ständig etwas Neues, sondern – ich weiß nicht, wie ich es sagen soll, einfach ruhig ist. Ich konnte Langeweile nicht aushalten, aber manchmal habe ich Sehnsucht nach Langeweile.«

Vor dem Zusammenbruch der DDR wurde die Welt von vielen Kindern und Jugendlichen als träge und gleichförmig erlebt. Die Wendejahre brachten dann Unruhe und Veränderungen, die man nicht kannte und die beunruhigten. Daneben blieb vieles, wie es war. Und auch die Wendejahre gingen schnell vorbei. Dieser Prozess war widersprüchlich und verunsicherte viele junge Leute, erst recht, wenn sie dann für Studium oder Ausbildung ihre Heimat verließen. Es entstand eine Sehnsucht nach Ruhe und Stabilität.

Jana Hensel, die die Wende in der DDR als Kind erlebte, beschreibt diese Sehnsucht in ihrem Buch *Zonenkinder*:

»Wir sehnten uns nach dieser Zeitlosigkeit und Langeweile, die dort alles einzuhüllen und zu überdecken schien, bis nichts Brüchiges und Unebenes mehr darunter zu sehen war.«[33]

Unter der Langeweile schimmerte die Sehnsucht nach Harmonie und friedlicher Geborgenheit durch. Viele Menschen verknüpfen sie mit Heimat. Erfahrungen mit Ruhe und Stillstand haben sie oft dort gemacht, wo sie herkommen, in ihrer Heimat. Dieses Erleben war widersprüchlich. Auf der einen Seite nicht aushaltbar, auf der anderen wurde so überraschenderweise die Heimat[34] zu etwas, das Frieden und Geborgenheit repräsentierte. Heimat, Langeweile, Stillstand, Zeitlosigkeit, Geborgenheit, Harmonie – das wurde zu einem Konglomerat, auf das hin sich die rückwärtsgewandte Sehnsucht richtete.

Vanessa D. berichtet zum Beispiel von ihrer Sehnsucht nach Heimat:

»Für mich war, als ich 1995 von Greifswald nach Freiburg in den Schwarzwald zog, Heimat etwas ganz Unmögliches. Heimat war Kitsch, das war etwas für Hinterwäldler und Dörfler. Freiburg war ganz anders. Da begegneten mir viele Menschen, auch aus Frankreich, Italien, von überall her. Das war ein Schmelztiegel. Das war großartig. Doch je älter ich werde, desto mehr Sehnsucht bekomme ich nach Heimatlichem. Ich weiß immer noch nicht genau, was Heimat ist. Früher hätte ich gesagt, Heimat ist da, wo ich bin. Aber das stimmt nicht. Heimat muss für mich auch etwas mit Vertrautem zu tun haben und damit, dass etwas selbstverständlich ist. Leute, die ich kenne und denen ich vertraue.«

Die Bedeutung von Heimat wandelte sich bei Menschen wie Vanessa D. ebenso wie der Inhalt ihrer Sehnsüchte. Bei ihr wie bei vielen anderen richtete sich die Sehnsucht nicht so sehr auf etwas Neues, sondern auf das, was es schon einmal gab, was nun fehlte oder zu kurz kam. Das soll die Bedeutung dieser Sehnsüchte nicht schmälern. In jedem Fall ist festzuhalten, dass zum DDR-Erbe in der Seele offenbar ein unterschiedlicher Umgang mit Visionen gehört. Die einen haben Visionen ganz aufgegeben, andere verfolgen statt großer Sehnsüchte kleine Wünsche, meist materielle. Wieder andere suchen inneren und äußeren Frieden, sehnen sich nach Heimat, Zugehörigkeit und Selbstverständlichkeit. Ich habe niemanden getroffen, der oder die große Sehnsucht und Visionen für die eigene Zukunft oder die der Familie hatte, auch wenn es solche Bürger/-innen der ehemaligen DDR gibt. Das Vollstopfen der Bevölkerung mit Visionen, die von oben vorgegeben waren, hatte Wirkung, die sich nachhaltig zeigte.

Ich bin auch Menschen aus der ehemaligen DDR begegnet, die das Wünschen verlernt hatten.[35] Der 59-jährige Horst Ä. aus Magdeburg erzählt:

»Ich werde manchmal von meiner Frau oder meinen Kindern gefragt, was ich mir denn wünschen würde. Zum Geburtstag oder überhaupt in meinem Leben. Wenn ich ehrlich bin, weiß ich es nicht.«

Ich frage ihn, ob er eine Vermutung hätte, wodurch ihm das Wünschen abhandengekommen sei. Er überlegt lange und antwortet dann:

»Da bin ich mir nicht sicher. Ich war als Jugendlicher und junger Mann glühender Sozialist. In der FDJ immer vorneweg. Ich glaubte alles, was die mir sagten. Aber dann merkte ich nach und nach, dass die uns belogen. Es war nur Lametta, nur Opium fürs Volk, wie Marx sagen würde. Ich glaubte dann an gar nichts mehr. Zog mich immer mehr zurück. Seitdem, denke ich, zucke ich bei Träumen und Wünschen nur noch mit den Schultern.«

Die Kinder und die nächste Generation

In der Generation der Kinder, die nach dem Untergang der DDR geboren wurden, beginnt sich die resignative und abwehrende Haltung gegenüber Visionen im breiteren Umfang zu wandeln. Dies zeigt sich nicht nur an der großen Beteiligung vieler junger Leute an antirechtsradikalen und antirassistischen Aktivitäten, sondern vor allem auch am zunehmenden Engagement für Umwelt- und Klimaschutz. Dass die Grünen in den Bundesländern, die aus der ehemaligen DDR entstanden sind, bis vor Kurzem bei Weitem nicht so viel Zulauf erhalten haben wie in den westlichen Bundesländern, mag neben der Altersstruktur auch in der Resignation und dem Widerwillen gegenüber gesellschaftlichen Visionen begründet gewesen sein. Visionen und Sehnsüchte werden heute bei jungen Leuten, die für ihre Vorstellung von einer besseren Zukunft eintreten, häufiger formuliert.

Menschen, denen die Visionen, das Sehnen und Wünschen ausgetrieben worden sind, können das neu lernen. Wenn Angehörige verschiedener Generationen miteinander reden, sich füreinander interessieren und respektvoll streiten, kann daraus eine wunderbare Kraft entstehen, wie das folgende Zitat von Hannelore W. zeigt:

»Meine Tochter hat mich immer wieder angetrieben, besser gesagt: regelrecht getriezt, dass ich mir was wünsche: zum Geburtstag, zu Weihnachten und überhaupt. Mir ging das anfangs ganz schön auf die Nerven. Doch sie hatte recht. Ganz ohne Wünsche ist man doch kein ganzer Mensch! Aber ich konnte es nicht. Wenn ich mir was wünschen wollte, war da immer nur ein Brett vor meinem Kopf. Dann fiel mir ein, dass ich mich mal über ein Bild von meiner Enkelin sehr gefreut hatte. Das wünschte ich mir noch mal. Seitdem sammle ich kleine Wünsche. Ein Lächeln, einen Spaziergang, ein gutes Essen mit meiner Familie … Man kann ja klein anfangen … Meine Enkelin und meine Tochter schenkten mir dann zum letzten Geburtstag eine Wunschtüte. Die sah aus wie eine Schultüte, selber bemalt. Und dazu einen Block. Wenn ich einen Wunsch habe, schreibe ich ihn nun auf den Zettel und lege ihn in die Wunschtüte. Das macht richtig Spaß.«

KAPITEL 10

»Wie es meinen Eltern ging? Wie mir? Wusste ich nicht.«

LEERE UND HERZENSEINSAMKEIT

Ob mich meine Eltern geliebt haben, weiß ich nicht. Bei meinem Vater bin ich mir relativ sicher, bei meiner Mutter nicht. Beide haben mir ihre Gefühle nicht gezeigt. Weder ihre Liebe noch ihre Trauer. Weder ihr Glück noch ihre Sehnsüchte. Wer Gefühle nicht zeigen kann, kann sie nicht teilen. Als Kind war ich auf Vermutungen angewiesen. Und die Eltern waren für mich wie für alle Kinder ein Vorbild. Wenn Eltern keine Gefühle zeigen oder nur bestimmte und andere aussparen, dann lernen Kinder, dass man keine Gefühle zeigen darf oder nur bestimmte und andere nicht. Ich brauchte viele Jahre als erwachsener Mann, um ein Gefühlsleben zu entdecken und zu wagen, es mit anderen zu teilen. Dabei lernte ich unglaublich viel von meinen Kindern und von meiner jetzigen Frau.

Als ich mich darin übte, Gefühle wahrzunehmen und zu zeigen, hatte ich kein Maß dafür und musste mir auch erst die Ausdrucksformen aneignen. Zum Weinen »ging ich in den Keller«, und das nur dann, wenn ich allein war und mich niemand dabei »ertappen« konnte. Eifersucht verbat ich mir. Scham versteckte ich. Sehnsüchte tobte ich in wilden Fantasien aus, aber nicht in konkreten Wünschen. Ängste versuchte ich damit zu bearbeiten, dass ich Maßnahmen mit Plänen und Checklisten aufschrieb. Es brauchte Zeit, bis ich ein erfülltes Gefühlsleben entwickeln konnte.

Lange dachte ich, dass es mir so ging, liege an meiner familiären Konstellation oder an meiner Persönlichkeit. Ich schämte mich meiner Unvollkommenheit und auch das selbstverständlich nur heimlich. Doch irgendwann merkte ich, dass es anderen Menschen ebenso ging wie mir, Männern wie Frauen, besonders jenen mit DDR-Vergangenheit. Und ich begann zu vermuten, dass eine der Wurzeln dieses Befindens und Verhaltens in der DDR-Geschichte lag. Dabei war und ist mir klar, dass Verarmungen im Gefühlsleben, vor allem im Ausdruck von Gefühlen, unterschiedliche Quellen haben können. Häufig liegen sie in der familiären Biografie. Doch offenbar existieren auch gesellschaftliche Entwicklungen, die als Quellen für Gefühlsarmut ernst zu nehmen sind.

Gefühle nicht zu zeigen und nicht zu teilen, vor allem solche nicht, die politisch nicht opportun waren, begann nicht erst in der DDR. Meine Eltern waren wie viele andere ihrer Generation im Nationalsozialismus groß geworden und hatten eine autoritäre Erziehung »genossen«, die Jungen zu Soldaten und Mädchen zu Soldatenmüttern dressieren wollte. Die zahlreichen traumatischen Wunden in den Kriegs- und Nachkriegsjahren taten ihr Übriges. Sie führten bei vielen Menschen zu einem emotionalen Verstummen.

Auch die Erziehung später in der DDR führte, wie wir noch sehen werden, die Entwicklung der Individuen mit ihrem emotionalen Reichtum allenfalls als Lippenbekenntnis im Munde, orientierte sich aber an der Gleichschaltung zur Entwicklung »sozialistischer Persönlichkeiten« im Sinne der SED. All das führte zu einer Leere zwischen den Menschen, die sich vor allem als Leere zwischen den Generationen äußerte.

Das emotionale Verstummen entwickelte sich in der DDR wie in der BRD in den Fünfziger- und Sechzigerjahren ziemlich synchron. In der DDR wird die erste Generation der Kommunisten und Kommunistinnen allerdings oft so beschrieben, dass ihr leidenschaftliches Eintreten für die Ziele des Kommunismus einherging mit einer erschreckenden Gefühlskälte der Eltern zu ihren Kindern. Jana Hensel interviewte die zwei Schriftstellerinnen Julia Franck und Marion Brasch, die als Kinder kommunistischer Eltern in den Sechziger- und Siebzigerjahren aufwuchsen, und fasst zusammen: »Diese Zeit ist geprägt von einem großen Glauben an den Kommunismus und von einer unvorstellbaren Gefühlskälte, die im Umgang zwischen Eltern und Kindern offenbar geherrscht hat.«[36]

Jahrzehnte später beschrieben die damaligen Kinder der Sechziger- und Siebzigerjahre die Erfahrungen in literarischer Form. Viele konnten wie Julia Franck die Gefühlskälte ihrer Eltern verstehen, weil sie um deren Vorerfahrungen im Nationalsozialismus und Krieg wussten. Doch auch sie litten darunter. Wer als Kind emotionale Leere erfährt, leidet – aus welchen Quellen auch immer diese Leere entsprungen ist.

In der BRD begann 1968 eine Wende durch die 68er-Bewegung. Trotz ihrer Schwächen und Irrtümer brachte sie viele Veränderungen, die bis heute wirken. Sie durchbrach viele Tabus und das Schweigen der Elterngeneration. Es begann sich ein offeneres, emotionaleres Klima zu entwickeln in den Familien und in anderen gesellschaftlichen Bereichen, auch in der Erziehung und Pädagogik, in der Kulturlandschaft und in den Medien, in zahlreichen Bereichen und auf vielfältige Art und Weise. All dies vollzog sich nicht ohne Konflikte und Zerwürfnisse und oft zu langsam und von Rückschlägen begleitet. Doch es war Teil einer Entwicklung, die bis heute andauert.

In der DDR gab es kein »1968« des Aufbruchs, sondern eher eins des zunehmenden Schweigens. Sina F., die in den Siebziger- und Achtzigerjahren in der DDR aufwuchs, erzählt:

»*Wir waren glücklich und doch fehlte etwas. Als Familie waren wir viel zusammen. Wir besuchten auch Freunde, fuhren aufs Land und machten viele Ausflüge. Wir Kinder halfen dabei, Obst einzukochen. Das war alles gut. Wie es meiner Mutter und meinem Vater ging, wusste ich nicht. Das bekam ich erst später mit. Und auch wie es mir ging, wussten die nicht. Meinen ersten Liebeskummer bekamen sie nicht mit, auch viel anderen Ärger in der Schule oder sonst wo, das blieb alles in mir. Für mich war das selbstverständlich. Ich wusste gar nicht, wie das anders ging oder gehen sollte, das war bei allem so. An der Oberfläche alles Sonnenschein, aber darunter?*«

Nach der Wende geriet alles durcheinander, nicht nur die gesellschaftlichen Verhältnisse, sondern oft auch die familiären.

»*Da ging es bloß noch darum, was man sich wo und wie anschaffen konnte. Wir waren alle wie im Rausch und wollten reisen. Dann kam Arbeitslosigkeit und die Familien gingen auseinander, viele jedenfalls. Vorher war es so, dass ich Anerkennung von meinen Eltern bekommen habe, wenn ich in der Schule gut war. Auch wenn diese spärlichen Liebesäußerungen oder Äußerungen der Zuneigung an Leistung gebunden waren, so hieß es nun: Süßigkeiten statt Liebe!*«

Viele gingen in den Westen, um zu studieren oder zu arbeiten. Dort gab es mehr Möglichkeiten, oft auch höhere Verdienste. Viele lösten sich aus der Erstarrung, in der sie in der DDR gelebt hatten, und dabei zeigte sich, dass auch viele Familienbeziehungen erstarrt waren und nun schnell auseinanderbrachen. Gemeinsam den Alltag zu bewältigen reichte nicht als tragfähige Bindung für eine Zukunft in unruhigen Zeiten.

»*Ich war 30*«, erzählt Gerd B., »*und bin 1989 über Ungarn mit meiner damaligen Freundin abgehauen. Doch das hielt nicht. Na ja.*

Mit meinen Eltern hatte ich lange Zeit wenig Kontakt und noch heute sind sie mir fremd. Sie sind so wie früher, aber ich bin anders. Ich bin für sie auch fremd. Ich bin ein anderer. Wenn ich Weihnachten oder an Geburtstagen mal bei ihnen bin, dann ist das ein bisschen wie immer. Und gleichzeitig haben wir uns nichts zu sagen. Vielleicht liegt es ja auch daran, dass sie nun schon sehr alt sind. Aber das wird es nicht nur sein.«

Bei anderen Familien dagegen wuchs der Zusammenhalt, doch das setzte eine halbwegs offene Kommunikation innerhalb der Familie voraus. Die Familien, in denen das nicht gelang, sondern Leere und Gefühlskälte, zumindest Gefühlsarmut herrschten, scheinen nach meinem Eindruck in der Mehrheit zu sein.

Junge Menschen, die damals im Westen studierten und aus der ehemaligen DDR kamen, haben ihre Eltern eher vor den Mitstudierenden versteckt. Das lag nicht nur daran, dass die einen Eltern arm waren und die anderen gut bürgerlich oder gar reich, das lag auch an der Fremdheit. Jana Hensel beschreibt in ihrem Buch *Zonenkinder*[37], dass ihr vieles, was andere Student/-innen mit ihren Eltern unternahmen, sehr fremd war. Mit der Mutter durch die Stadt zu bummeln und gemeinsam essen zu gehen, das kannte sie nicht.

Josephine L., die aus Frankfurt/Oder kommt und 1998 in Frankfurt am Main zu studieren begann, erzählt:

»Als ich einmal dabei war, wie meine Freundin von ihrer Mutter aus Kaiserslautern besucht wurde und sie mich zum Essen eingeladen haben, war das für mich wie ein Schock. Am schlimmsten war für mich, welche Fragen sie sich stellten. ›Wie geht es dir?‹, war nicht nur eine Floskel, sondern ernst gemeint. Es wurde ganz konkret nachgefragt und man erzählte sich einfach drauflos. Auch Gefühle durften sein. Die Angst vor einer Prüfung. Der Ärger über einen blöden Professor. Diese Eifersucht auf die Streberin. Die Enttäuschung der Mutter

über die Nachbarin. Alles war möglich. Diese Vertrautheit kannte ich nicht. Das war wie eine Art Kulturschock.«

Johannes Nichelmann interviewte eine Frau, die im Westen studierte und Scheu hatte, zu Weihnachten zu ihren Eltern im Osten zu fahren:

»Sie fürchtete sich davor, während der Festtage wieder diese Distanz zu ihren Eltern zu spüren, dieses Gefühl von Fremdheit in der eigenen Familie. Es fehlte ihnen ein Teil der gemeinsamen Geschichte – eine Erzählung darüber, wie sie wurden, was sie sind.«[38]

Die Herzenseinsamkeit

Wenn Menschen über ihre Gefühle nicht reden und sich nicht über sie austauschen können, wenn sie für ihre Gefühle kein Gehör finden und sich in ihnen nicht gesehen fühlen, dann werden sie oft einsam. Gabriele Frick-Baer und ich unterscheiden in unserer Arbeit zwischen mehreren Arten der Einsamkeit, darunter die Kontakteinsamkeit, die Freundschaftseinsamkeit, die Intimitätseinsamkeit. Die tiefste und besonders nachhaltig wirkende ist die Herzenseinsamkeit.[39]

Menschen können zahlreiche soziale Kontakte haben und häufig mit anderen zusammen sein, sich über Facebook und andere soziale Medien, über persönliche Gespräche, Telefon oder Mails austauschen. Sie können anerkannt werden, bewundert werden, erfolgreich sein und, wie man so sagt, »mitten im Leben stehen«. Doch die große Frage ist: Mit wem teilen sie ihre Herzensangelegenheiten? Zu wem gehen sie, wenn es ihnen schlecht geht? Zu wem, wenn sie überschwänglich und gleichzeitig verletzlich glücklich sind? Das sind nicht die Facebook-Freund/-innen, wie ich in der Therapie oft erfahren haben, häufig nicht einmal die engeren Familienangehörigen. Dann bleiben diese Menschen in ihrem Herzen allein. Das meinen wir mit Herzenseinsamkeit.

Inge E. aus Wismar meint: *»Ich habe viele Freunde, aber das nur oberflächlich. Die wirklichen drei Freunde, die ich hatte, sind weg. Mit den anderen redet man über Not nicht. Das war schon früher in der DDR so. Aber da hat man zumindest zusammen gesoffen.«*

Ich vermute, dass die DDR-Erfahrungen eine »Trainingsstätte« für Herzenseinsamkeit waren. Leere-Erfahrungen und Herzenseinsamkeit gehen miteinander einher. Und das gilt auch für die nachfolgende Generation.

Peter C., der erst nach 1989 in Thüringen geboren wurde, berichtet:

»Ich habe schon ganz früh gelernt, dass man über das, was wirklich zählt, nicht redet. Damit bleibt man allein. Ich bin dann depressiv geworden. Irgendwie war das folgerichtig. In der Therapie konnte ich lernen, von mir etwas mitzuteilen. Dazu musste ich es aber erst einmal mitbekommen. Das war so verschüttet und es dauerte, bis ich meine Gefühle merken konnte. Und dann auch noch ernst nehmen konnte und mich allmählich für wichtig genug hielt, sie auch zumindest meiner Therapeutin zu zeigen. Später dann auch anderen. Das war wie eine Fremdsprache lernen, nein, es war viel schwieriger, als eine Fremdsprache zu lernen.« In seiner Muttersprache fehlten ihm die Worte.

Wer mit Leere-Erfahrungen groß wird, kann das, was ihn bewegt, nicht teilen. Herzenseinsamkeit kann dann die Folge sein. Solche Erfahrungen gibt es im Westen wie im Osten, in allen Ländern und Regionen der Welt. In der DDR aber scheinen mir Leere-Erfahrungen und Herzenseinsamkeit systemisch angelegt gewesen zu sein. Doch auch dieses Erbe in der Seele können wir Menschen verändern.

KAPITEL 11

»Mein Lernweg war mitschreiben und Klappe halten«

AUTORITÄRE ERZIEHUNG

Zwei Jahre nach der Wende frage ich bei einem Besuch einer Kinderkrippe in Brandenburg, warum denn an den Töpfchen, auf die die Kinder sich setzen sollten, so lange Henkel waren. Die Antwort:

»Da kommt das Geschirr dran, mit dem wir die Kinder auf dem Töpfchen festbinden. Die sollen so lange sitzen, bis sie gemacht haben. Das wird jetzt langsam abgeschafft. Früher haben wir dafür Prämien bekommen, wenn ein bestimmter Anteil an Kindern in einem bestimmten Alter trocken und sauber war.«

Ein weiteres Beispiel aus einem Kindergarten erwähnt Irene-Maria T.:

»Bei uns im Kindergarten gab es Ordnung und feste Regeln. Nach dem Frühstück und Zähneputzen gingen die Kinder alle um 10.00 Uhr auf das Töpfchen oder auf die Toilette, bis sie gemacht hatten. Und dann um 12.00 Uhr noch mal. Und am Nachmittag ebenso.« Ich dachte, ich hätte mich verhört, und fragte nach: *»Alle zur gleichen Zeit? Geht das denn?«* – *»Ja natürlich. Die Kinder sind dann daran gewöhnt und das hat seine Ordnung und bringt nicht den ganzen Tag durcheinander.«*

Pippi nach Zeitplan, Stuhlgang auf Kommando – das war die Sauberkeitserziehung in der DDR. Zumindest in weiten Teilen, vielleicht gab es Ausnahmen. Ich habe aber von keiner gehört.

Dieses Verhalten entsprach den Vorgaben und der Grundhaltung der sogenannten sozialistischen Erziehung.

In dem Beschluss der zweiten Parteikonferenz der SED 1952 werden als Erziehungsziele formuliert: »Die Jugend zu allseitig entwickelten Persönlichkeiten zu erziehen, die fähig und bereit sind, den Sozialismus aufzubauen und die Errungenschaften der Werktätigen bis zum Äußersten zu verteidigen.« Diese Art der Erziehung ist folglich nicht in erster Linie »eine methodische oder psychologische Angelegenheit, sondern eine ideologische Aufgabenstellung«[40].

Es geht also nicht darum, Kinder und Jugendliche darin zu begleiten, für sich und andere Verantwortung zu übernehmen und ihre Persönlichkeit mit all ihren Talenten zu entwickeln, sondern Menschen zu erschaffen, die den Sozialismus aufbauen und die DDR verteidigen können und wollen. Dazu gehört, dass in der Krippe Kinder nicht lernen, selbst Verantwortung dafür zu übernehmen, wann sie zur Toilette müssen, sondern dass dies auf Kommando geschieht. Wie die Wirtschaft der DDR eine Kommandowirtschaft war, so sollte auch die Erziehung strukturiert sein. Ein Erziehungsziel bestand zum Beispiel darin, dass alle Kinder mit drei Jahren in der Lage sein sollten, mit Messer und Gabel zu essen. Auf Kommando.

1955 beschreibt eine Erzieherin aus der DDR entsetzt ihre Eindrücke von einem Besuch in einem Kindergarten der damaligen BRD mit einer DDR-Delegation: »*Ich konnte in der gesamten Arbeit keinerlei planmäßige, zielgerichtete Erziehungsarbeit feststellen. An Beschäftigungen, die meist von Schülerinnen vorgenommen werden, brauchen nur die Kinder teilzunehmen, die Lust dazu haben. Die anderen spielen frei. Es geschieht alles ›vom Kinde aus‹. Das Kind gestaltet den Tagesablauf selbst. Es kann von früh um 7.00 Uhr bis Mittag tun, was es will. Verspürt es Hunger, ganz gleich um welche Zeit, kann es sich hinsetzen und essen. Hier macht sich deutlich der Einfluss der Theorie der ›Nichteinmischung‹ bemerkbar. Unter der Losung dieser angeblichen ›Freiheit‹ werden die Kinder zu krassem Egoismus und Individualismus erzogen, ihre Erziehung wird dadurch in Wirklichkeit unterdrückt.«*[41]

Ich vermute, dass der hier beschriebene Erziehungsstil nicht typisch für die Kindergärten oder Kindertagesstätten in den Fünfzigerjahren in der BRD war. Doch darum geht es hier nicht. Die beschriebene Empörung der DDR-Delegation spiegelt den angestrebten und durchgesetzten DDR-Erziehungsstil wider. Dass Kinder wie in diesem West-Kindergarten essen dürfen, wenn sie Hunger haben, war für diese DDR-Erzieherin unvorstellbar. Sicherlich gab es in der DDR Erzieher/-innen und Lehrer/-innen mit unterschiedlichen Methoden und Haltungen und sicherlich gab es auch im Westen lange Zeit sehr autoritäre Erziehungsstile. Doch alle, mit denen ich über ihre Erziehungserfahrungen in der DDR gesprochen habe, berichteten von Strenge, Autorität, Unterordnung und Propaganda, manche von Gewalt.

»Wenn eine Lehrerin den Raum betrat, mussten wir alle stramm stehen. Sie rief: ›Für Frieden und Sozialismus!‹, und wir antworteten dasselbe. Das war immer und überall so«, erzählt Achim L., der in den Sechzigern zur Schule ging. Gaby V. berichtet über ihre Schulzeit in den Siebzigern:

»Das ging sehr autoritär zu. Manchmal bekam ich mit dem Lineal was auf die Finger. Da gewöhnten wir uns dran … es war eben so. Am schlimmsten waren die öffentlichen ›Hinrichtungen‹. So nannten wir das. Da wurden vor der Klasse, ein paarmal vor der ganzen Schule, die Sünden vorgelesen und wir wurden fertiggemacht. Man musste dann ›Selbstkritik‹ leisten. Einmal auch ein Lehrer. Furchtbar.«

Dass Ohren herumgedreht wurden, dass Kinder sich morgens übergaben aus Angst vor Strafen und Beschämungen, gab es noch in den Sechzigerjahren auch in der alten BRD – und nicht als Ausnahme. Doch zunehmend erfuhr diese Art »schwarzer Pädagogik« Ablehnung und Kritik. In der DDR gehörte die schwarze Pädagogik als »sozialistische Pädagogik« zum offiziellen staatlichen Erziehungskonzept. Widerspruch und offene Diskussionen waren nicht erlaubt. Was »sozialistisches Denken« war, bestimmte die SED-Führung.

Für mich selbst wühlt das Schreiben dieses Kapitels einige Erfahrungen meiner Schulzeit in der DDR auf. Ich erinnere mich nur an wenige konkrete Szenen, doch zwei Erfahrungen sind mir jetzt deutlich. Die eine bezieht sich auf die Atmosphäre. Wenn ich dieser Atmosphäre nachspüre, ziehe ich noch heute automatisch den Kopf ein und die Schultern zusammen und enge so den Brustkorb ein. Ich werde klein und ducke mich. Wenn ich heute solche körperlichen Reaktionen an mir wahrnehme, dann sind sie ein Ausdruck einer entwürdigenden Situation und veranlassen mich zu dem bewussten Versuch, mich aufzurichten. Kinder in so einer Atmosphäre zu erziehen ist ein Verbrechen gegen die Menschlichkeit.

Die andere Erfahrung, die nachklingt, ist die Erziehung zur Denunziation. Ich meine damit nicht das gelegentliche Petzen, das in allen Familien und in allen Schulen der Welt vorkommt. Denunziation meint das Anschwärzen von Mitschüler/-innen in dem Bewusstsein, dass dies Strafen nach sich zieht. Ich erinnere mich, dass ich mir einmal mit einer tief hängenden roten Fahne die Nase geputzt habe, weil sie lief und ich kein Taschentuch dabeihatte. Das war unbedarft, aber ein anderer Junge, ein Junger Pionier, sah das und drohte mir und meiner Familie schlimmste Strafen für diese Handlung eines »Klassenfeindes« an. Ich war sieben Jahre alt.

Mehrere von mir interviewte Menschen erzählten, dass die

Kinder in der Schule die Uhr malen mussten, die vor den Nachrichten im Fernsehen kam. Daran konnte man erkennen, ob die Eltern West- oder Ostfernsehen sahen. Die Eltern, die Westfernsehen sahen, wurden angezeigt.

Die alltägliche Aufforderung, »Klassenfeinde« und Verstöße gegen die »sozialistische Moral« zu melden, störte, zerstörte die mögliche Solidarität unter den Kindern. Es galt nicht nur, mit dem fertig zu werden, was als autoritäre Bedrohung »von oben« kam, sondern auch mit den Denunziationsbedrohungen »von der Seite«.

Verführung und Militarisierung

Kinderkrippen, Kindergärten, Schule und Hochschule waren nur ein Strang, mit dem die SED die Kinder und Jugendlichen in ihrem Sinne indoktrinieren wollte. Hier gab es unmittelbaren Einfluss auf die Kinder und Jugendlichen ohne den Umweg über die Eltern. Als weitere Einflussorganisationen kamen die Jungen Pioniere und die Freie Deutsche Jugend FDJ dazu. Sie waren das Instrument der SED-Führung, um die Kinder und Jugendlichen der DDR zu »formen«[42]. Viele der Aktivitäten der Jungen Pioniere (zuvor Thälmann-Pioniere) wurden von den Kindern auch begeistert angenommen. In ein Zeltlager zu fahren macht vielen Kindern Spaß. Und immer wieder zu hören, wie wichtig man sei für den Weltfrieden und den Sozialismus, erhöhte ihr Gefühl für die eigene Wirksamkeit. Dabei dienten alle Aktivitäten der Pioniere und der FDJ der politischen Indoktrinierung. »Auf individuelle Bedürfnisse der Kinder wurde in den Krippen, in denen vor allem auf einen disziplinierten Tagesablauf Wert gelegt wurde und das ›Kollektiv‹ über allem stand, nur wenig eingegangen. Erst am Ende der 1980er-Jahre bemühte man sich um mehr Flexibilität. Ein DDR-Kinderpsychologe kritisierte denn auch im Juni 1990 im ›Neuen Deutschland‹, dass die Kinder in den Krippen ›zu Objekten teilweise dressurähnlicher, insgesamt autoritär gesteuerter Einwirkungen‹ gemacht wurden.«[43]

Diesem obersten Ziel, die Kinder und Jugendlichen zur Unterstützung der DDR-Führung zu erziehen, mussten auch die Lehrer/-innen dienen. Über die Rolle der Lehrer/-innen hieß es: »Der Lehrer muss ein SED-Aktivist als Politiker sein. Als Pädagoge muss er es aber verstehen, methodisch diese Politik überzeugend wissenschaftlich darzustellen und die Kinder danach zu erziehen. Er muss lernen, seinen Unterricht mit Politik zu verknüpfen.«[44]

Unter »wissenschaftlich« wurde die Vermittlung der Grundprinzipien des historischen Materialismus, also des Marxismus-Leninismus verstanden. Gesteuert wurde das gesamte Erziehungssystem von Margot Honecker, die 26 Jahre lang Ministerin für Volksbildung war. Ein von ihr durchgesetzter und geförderter Teil der sozialistischen Erziehung war die Wehrerziehung. Sie begann bereits im Kindergarten und wurde in der Schule systematisch fortgesetzt. Petra G. erzählt:

»Als meine Tochter von der Weihnachtsfeier im Kindergarten einen kleinen Panzer mitbrachte, war für mich Schluss. Ich versuchte dann, sie in einer der wenigen Einrichtungen der Kirche unterzubringen, aber das war schwierig.«

In der Schule war jeder Klasse ein Soldat zugeordnet. Kampfspiele, Schießwettkämpfe, Märsche und anderes sollten dazu dienen, opferbereite Menschen heranzubilden, die die sozialistische DDR militärisch verteidigten. Doch die Wehrerziehung beschränkte sich nicht auf den Wehrunterricht, auf Lehrgänge und FDJ-Aktivitäten. »Vielmehr war die vormilitärische Erziehung ein durchgängiges Unterrichtsprinzip und jedes Fach sollte seinen spezifischen Beitrag dazu leisten.«[45] Jungen wurden in ein »Wehrlager« geschickt, Mädchen in einen gleich langen Lehrgang zur Zivilverteidigung, wo sie Erste Hilfe und Evakuierungsaktivitäten lernten. An allen anderen Wehraktivitäten nahmen Jungen wie Mädchen teil.

Im Laufe der Jahre wurde auch den Schüler/-innen immer deutlicher, dass sich zwischen dem, was ihnen in der Schule erzählt wurde, und der Realität ein großer Graben auftat. Peter Q. erzählt aus den Erfahrungen seiner Schulzeit in der DDR:

»Es war komisch in der Schule. Auf der einen Seite wurden wir sehr gedrillt. Wir wurden ausgeschimpft und manchmal beleidigt. Oft gab es sogar Kopfnüsse, wenn wir nicht brav waren. Also machten wir mit, ordneten uns ein und waren angeblich brave Schüler. Gleichzeitig glaubten wir an nichts. Es war alles wie ein Film. Ein paar fuhren wohl auf diesen marxistisch-leninistischen Quatsch ab. Aber an den meisten rauschte das vorbei. Es war so etwas wie eine innere und eine äußere Welt.«

Der Gehorsam blieb, zumindest nach außen hin. Er ist ein wesentliches DDR-Erbe in der Seele. Julia S. erzählt von ihrem Studium der Zahnmedizin:

»Wir waren alle gehorsam. Eine Kommilitonin, die einmal aufmuckte, wurde für ein Jahr zur Umerziehung in ein Kombinat geschickt. Wir taten alle so, als wäre alles in Ordnung. Besonders verhasst war die Staatsbürgerkunde. Da konnten wir uns einerseits ausruhen, aber andererseits durften wir nicht auffallen. Wir haben die Texte, die geprüft wurden, dann schnell gelesen und vor der Prüfung auswendig gelernt. Danach war es wieder vergessen.«

Sie berichtet weiter, dass es ihr lange schwerfiel, kritisch zu denken oder gar widersprüchliche Meinungen zu äußern.

»Bei Diskussionen kam ich gar nicht auf die Idee, den Mund aufzu-

machen. Mein Lernweg war mitschreiben und Klappe halten. Das Mitgeschriebene lernte ich dann mehr oder weniger auswendig. Das war so. So hatte ich lernen gelernt.«

Unterstützung von den Eltern gab es nur selten. Sascha T. erzählt aus seiner Schulzeit, dass er einmal im Unterricht an der falschen Stelle gelacht habe und einen so festen Schlag auf den Rücken bekam, dass sich blaue Flecken bildeten. Als er seinen Eltern davon erzählte, fand er keinerlei Unterstützung oder Solidarität, sondern hörte auch von ihnen nur, dass er eben nicht mehr lachen dürfe. Vielleicht trauten sich die Eltern nicht. Vielleicht kannten sie es aus ihrer eigenen Kindheit nicht anders. In jedem Fall lief alles darauf hinaus, dass es ohne Zweifel die Kinder waren, die sich schuldig gemacht hatten, wenn sie bestraft wurden.

In den Schulen und anderen Erziehungseinrichtungen herrschte ein autoritärer Erziehungsstil vor, der die Kinder und Jugendlichen von klein auf zu Unterordnung und Einordnung dressierte. Wenn es Proteste gab, dann nur im privaten Rahmen, aber nie öffentlich. »Die politische Instrumentalisierung der Schule machte den Alltag zwar nicht quälend, war aber doch der Grund, weshalb sie als Raum zum Erlernen und Erproben selbstbewusster Urteilsfähigkeit nicht in Frage kam. Die enge Verschmelzung mit den Jugendorganisationen sorgte dafür, dass schon frühzeitig diejenigen prämiert wurden, die sich fähig und willens zeigten, nützliche Stützen der Gesellschaft zu werden. Reibungsloses Funktionieren war wichtiger als die produktive Reibung, durch die Talente und Interessen von Kindern gefördert werden.«[46]

Wer es doch öffentlich wagte, eine eigene kritische Meinung zu vertreten, wurde bestraft. Gleichzeitig entfernte sich die ideologische Erziehung zum »sozialistischen Menschen« so sehr von der erfahrenen Wirklichkeit, dass sie immer unglaubwürdiger wurde und allenfalls Lippenbekenntnisse und Pflichtübungen hervorrief.

Autoritäre Erziehungsstile gab es, wie ich schon erwähnte, auch in der BRD, vor allem in den Fünfziger- und Sechzigerjahren. Der entscheidende Unterschied in dieser Hinsicht zwischen Deutschland Ost und West bestand darin, dass seit Beginn der Sechzigerjahre in der BRD versucht wurde, der autoritären Erziehung mit der Kritik an der »schwarzen Pädagogik« etwas entgegenzusetzen. Das fand seinen Höhepunkt in der 68er-Revolte. Wie bereits gesagt: Bei allen Schwächen und Irrtümern war sie doch ein Akt, der alles vermeintlich Vorgegebene infrage stellte. Wir stellten kritische Fragen an unsere Eltern und an die Schulleitungen: »Was habt ihr im Nationalsozialismus gemacht? Ist es wirklich pädagogisch wertvoll, so viel auswendig zu lernen? Müssen wir jahrelang im Lateinunterricht Cäsars Berichte über Völkermorde übersetzen?«

Der Trend zu einer Erziehung, die Selbstständigkeit, eigenes Denken und Verantwortung für die eigenen Entscheidungen förderte und forderte, verstärkte sich. Waren es 1968 noch Minderheiten, die solche Forderungen erhoben, so breitete sich diese Strömung in den Siebzigerjahren weiter aus und wälzte vieles in allen pädagogischen Bereichen um. Alice Miller und andere Vorreiter publizierten Bücher gegen die schwarze Pädagogik. Neue Schulformen entstanden, Lehrerinnen und Lehrer engagierten sich immer mehr.

Diese Entwicklung gab es in der DDR nicht. Dort steht 1968 für die Niederschlagung der sozialistischen und demokratischen Reformbewegung in der ČSSR durch sowjetische Panzer, aber nicht für Aufbruch und Veränderung. 1976 dann, mit der Ausbürgerung von Wolfgang Biermann, breitete sich eine neue Welle der Repression aus, die alle Bereiche, auch die pädagogischen, spürbar ergriff. Selbst kleinste Ansätze, die wegführten von der autoritären Erziehung, wurden zurückgenommen.

Nach der Wende engagierten sich zahlreiche Kindergärtner/-innen und Lehrer/-innen, um Veränderungen in der Pädagogik anzustoßen und zu begleiten. Doch in vielen pädagogischen Fachkräften wie Eltern wirkte und wirkt der alte autoritäre Stil zumindest abgeschwächt weiter mit all seinen Begleiterscheinungen von Einschüchterung und Autoritätsgläubigkeit. Dies zählt zu dem seelischen Erbe der DDR.

KAPITEL 12

»Schlimmste Albträume«

JUGENDWERKHÖFE

Vorbemerkung: Falls Sie selbst traumatisierende Erfahrungen in Jugendwerkhöfen machen mussten, können Sie dieses Kapitel überspringen, um sich nicht unwillentlich mit den Erinnerungen an das alte Leiden zu belasten.

»Wir durften nur in der Gruppe und mit Erlaubnis der Erzieher die Toiletten aufsuchen, die zudem keine Trennwände hatten. Der Erzieher gab uns vor dem Toilettengang das Klopapier, aber er schaute uns bei der Verrichtung unserer Notdurft zu. Wir durften ja nichts ohne Aufsicht tun. Auch die anderen Mädchen, die ein paar Zentimeter von mir entfernt ihr Geschäft erledigten, bekamen voneinander alles mit.«[47]

Dieser und viele ähnliche Berichte aus Jugendwerkhöfen der DDR belegen, dass in diesen Einrichtungen Jugendliche systematisch erniedrigt und gebrochen werden sollten und wurden. Insofern verdichtet sich in ihnen das autoritäre Erziehungskonzept der DDR und zeigt seine letzten Endes gewalttätigen Konsequenzen.

In den Jugendwerkhöfen waren Jugendliche im Alter zwischen 14 und 18 Jahren untergebracht. Sie dienten ebenso wie die Spezialkinderheime für jüngere Kinder der »Umerziehung schwer erziehbarer Jugendlicher«. Sie waren den Bezirken, also regionalen Einheiten, zugeordnet. Daneben gab es für die Jugendlichen, die in den Jugendwerkhöfen nicht gebrochen werden konnten, Sonderheime der Jugendhilfe und insbesondere den geschlossenen Jugendwerkhof Torgau, die alle unter der unmittelbaren Leitung des Ministeriums für Volksbildung von Margot Honecker standen. Nach Torgau kamen all diejenigen, die sich in den anderen Jugendwerkhöfen nicht hinreichend unterordnen konnten.

In dem Jugendgesetz der DDR von 1974 hieß es: »Vorrangige Aufgabe bei der Gestaltung der entwickelten sozialistischen Gesellschaft ist es, alle jungen Menschen zu Staatsbürgern zu erziehen, die den Ideen des Sozialismus treu ergeben sind, als Patrioten und Internationalisten denken und handeln, den Sozialismus stärken und gegen alle Feinde zuverlässig schützen.« Wer sich diesem Ziel des Sozialismus nicht wenigstens mit Lippenbekenntnissen unterordnete, konnte als »schwer erziehbar« gelten.

Was darunter verstanden wurde und folglich ein Grund für die Einweisung in einen Jugendwerkhof sein konnte, war unterschiedlich und mehr oder weniger beliebig. Ein Kind, das von der überforderten Mutter in eine Behandlung der Jugendpsychiatrie gegeben wurde, konnte in einem Jugendwerkhof landen. Ebenso Jugendliche, die sogenannte Arbeitsbummler waren. Einer Jugendlichen wurde ihr Wunschberuf verwehrt und sie ging daraufhin sechs Wochen lang nicht zu der ihr zugewiesenen Lehrstelle. Sie wurde festgenommen und in einen Jugendwerkhof eingewiesen. Die Einweisungen erfolgten ohne Gerichtsverfahren. Auch wenn Eltern einen Antrag auf Ausreise aus der DDR stellten, konnte dies zur Einweisung ihres Kindes in einen Jugendwerkhof führen. Andere Gründe waren häufiges Schuleschwänzen, Diebstähle und sogenannte sittliche Verfehlungen bei Mädchen (häufig wechselnder Geschlechtsverkehr). Manche Jugendlichen wurden eingewiesen, weil sie ein ungepflegtes Äußeres hatten oder wegen der »Zugehörigkeit zu einer negativen Gruppe«.[48]

Unter dem Begriff der »Schwererziehbarkeit« wurde nicht nach Gründen für ein abweichendes Verhalten gesucht, geschweige denn wurden Hilfestellungen entwickelt, die den Besonderheiten des jeweiligen Kindes oder Jugendlichen bzw. seiner Familie entsprachen. In den ersten Jahren der DDR wurden als Grund für abweichendes Verhalten und Schwererziehbarkeit die Erfahrungen im Zweiten Weltkrieg, die nicht näher spezifiziert wurden, und die Erziehung durch den Nationalsozialismus gesehen. Später wurde dann der »Einfluss des kapitalistischen Westens« über Rundfunk, Fernsehen und »Schund- und Schmutzliteratur« als Quelle betrachtet.[49] Schließlich wurden dann gar keine Gründe mehr gesucht, sondern in den Vorgaben zur Jugendhilfe nur noch die Anpassung an die Ziele der sozialistischen Erziehung formuliert.

Die Jugendwerkhöfe beruhten auf dem Prinzip: arbeiten und gehorchen. Alle Jugendlichen mussten arbeiten. Auch an den Wochenenden gab es angeordnete Arbeitseinsätze. Sie sollten darüber diszipliniert werden. Alle Jugendwerkhöfe wurden militärisch organisiert. Die Verbotslisten waren ausführlich: kein Schmuck, keine Uhr, keine langen Haare, keine Schminke. Auch die Liste der Strafen war lang und vielfältig: Verwarnungen, Taschengeldentzug, Urlaubs- und Ausgangssperren, immer mit der Drohung, dass die Jugendlichen nach Torgau überführt würden. Arreste waren alltäglich. Sie durften offiziell maximal zwei Tage und zwei Nächte dauern. Viele berichten von bis zu 21 Tagen Arrest. In den Achtzigerjahren wurde dann ein Großteil der Jugendlichen mit Medikamenten ruhiggestellt.

Ella D. berichtet von ihren Erfahrungen in einem Jugendwerkhof 1984/85:

»Ich war zwei Jahre im Jugendwerkhof 1984/85. Ich hatte mit 15 meine ersten sexuellen Erfahrungen und war dann mit einem Jungen zusammen, dessen Vater ein hohes Tier war. Als ich mich von ihm trennte, schwärzte er mich an. Dann begannen die Mühlen zu mahlen. Ich war vorher schon zwei- bis dreimal aufgefallen, weil ich bei Ladendiebstählen erwischt worden bin. Außerdem war meine Mutter alleinerziehend und mein Vater schon vor vielen Jahren abgehauen. Als ich nach XY (Anm. d. Verf.: sie wollte den Ortsnamen aus Angst nicht sagen) kam, war das einfach nur schrecklich und brutal. Ich wehrte mich, aber die haben mich so fertiggemacht, dass ich bald nicht mehr konnte. Arrest, Schläge, kein Essen, Sport bis zum Erbrechen. Ich brach ein paarmal zusammen und dann bekam ich angeblich Medikamente dagegen. Aber das müssen Psychopillen gewesen sein. Denn danach war ich wie in einem Dämmerzustand. Ein richtiger Zombie. Ich versuchte, die nicht zu nehmen, aber das haben die gleich spitzgekriegt. Mir wurden die dann zwangsweise verabreicht, indem sie mir den Mund zuhielten, den ich erst wieder öffnen durfte, nachdem ich geschluckt hatte. Später bekam ich Spritzen, da war gar nichts mehr zu machen. Ich sollte eine Ausbildung zur Näherin machen. Aber die Medikamente waren so stark, dass ich nicht einmal das konnte.«

Torgau

In vielen Jugendwerkhöfen und insbesondere in Torgau wurde Sport als Strafmittel exzessiv eingesetzt. Liegestütze, Kniebeugen, Läufe bis zum völligen Zusammenbruch der jungen Menschen waren alltäglich. Ein damals Jugendlicher beschreibt Erfahrungen von seinem ersten Tag in Torgau:

»Jetzt also im Laufschritt am anderen Flurende ankommend hieß es: ›In die Hocke!‹ Im Entengang mit nach vorne gestreckten Armen

ging es den weiß gefliesten Flur entlang. Die Schärfe der Befehle führte zur reflexartigen Ausführung und sollte wohl jeden Widerstand im Keim ersticken. Während dieser Art der Fortbewegung musste ich die mir jetzt erklärte Meldung wiederholen. Stotternd und nach Luft ringend versuchte ich den vorgegebenen Text zu wiederholen. Mein Entengangtempo verlangsamte sich, um alles richtig auf die Reihe zu bekommen. Untrainiert war aber nach kurzer Zeit kein Weitermachen möglich. Alles schmerzte und es war eigentlich nur noch ein jämmerliches Kriechen von mir erkennbar. Ein rücksichtslos in meinen Rücken tretendes Knie bewirkte noch einige hilflose Vorwärtsbewegungen.«[50]

Das Verhalten dieses Jugendlichen wurde dann als »rebellierender Ungehorsam« und vor allem als direkter körperlicher Angriff auf den Erzieher gewertet.

»›Sofort runter in die Liegestütze! 50 Stück!‹, brüllte er mich wie ein Wahnsinniger an. So verging einige Zeit mit Beschimpfungen aller Art. Im Gang mit vorgehaltenem Holzhocker Häschen hüpfen, Liegestützen, Hochstrecksprünge und Kniebeugen mit vorgehaltenem Holzhocker. Nach einiger Zeit, die auch in dieser Situation die Unart an sich hatte, nicht vergehen zu wollen, war ich bereits völlig erschöpft und mir knickten während der Liegestütze die Arme einfach weg. Ich lag dann kräfteringend am Boden. Im Kopf hatte ich nur noch gelbe Männchen, die wild mit mir kommunizierten. Ehe ich auch nur ansatzweise begreifen konnte, was mit mir geschah, bekam ich einen Eimer eiskaltes Wasser über den Körper geschüttet, weil ich eben nicht gleich wieder hochkam.«[51]

Sport war in allen Jugendwerkhöfen Strafe und Folter:

»›Dann mal ab, 25 Runden Steigerungslauf! Anschließend einen ordentlichen Torgauer Dreier und 25 Abschlussrunden, aber Dalli!‹ Dann sollte ich alle fünf Runden das Tempo deutlich sichtbar steigern. Da ich mit dieser Forderung nicht ganz klarkam und ich einfach so rannte, wie es eben ging, brüllte er nach den ersten fünf Runden, dass

ich mein Tempo erhöhen sollte. Ich bemerkte daher nicht, wie er, als ich an ihm vorbeilaufend den Rücken zukehrte, seinen Gummiknüppel herausholte und mir diesen beim nächsten Vorbeirennen ziemlich hart in den Rücken schlug. Das war einfach nur ein höllischer Schmerz. (…) Nach gefühlten zwei Stunden Rennen, Kniebeugen, Liegestützen und Strecksprüngen in eisiger Kälte und seinem fast wütend wirkenden sinnlosen Rumgebrülle waren meine Kräfte dann auch mehr als am Ende und ich hörte nach etwa 20 Abschlussrunden einfach auf. Da ich bei einigen Minusgraden nur in Turnschuhen auf dem Hof in klirrender Kälte meinen Sport ›abreißen‹ musste, so nannten wir es, fand ich das alles lächerlich und sagte ihm, dass er sich ja in seinem Mantel nicht beklagen könne. Da war noch diese mir immanente trotzige Naivität, die des Guten in solch einem Augenblick natürlich zu viel war … Sein hartes Schlüsselbund schlug auf meiner linken Schulter auf. Im Befehl des Stillgestanden hatte ich keine Möglichkeit, sein Näherkommen wohl wahrnehmend zurückzuweichen. Dann schlug es eben nochmal heftig ein! Anschließend folgten 50 Liegestütze, Kniebeugen und Hockstrecksprünge als Strafe für das ›Verachten eines Erziehers‹ vor der Eingangstür.«[52]

In Torgau hatten die Zellen einen Durchmesser von 2 mal 3 Metern, die Arrestzellen von 1,30 Meter mal 1,60 Meter, ohne Licht, im Keller. Die Pritschen oder Matratzen, auf denen geschlafen wurde, wurden tagsüber hochgeklappt, damit man sich nicht hinlegen konnte. Schläge und Beleidigungen waren alltäglich. Gegessen werden musste immer im Stehen im höchsten Tempo. Bei der Begegnung mit einem Erzieher mussten die Jugendlichen strammstehen, die Hacken zusammen und die Hände an der Hosennaht. Es wird auch von Vergewaltigungen berichtet. Mehr Einzelheiten in den diesbezüglichen Schilderungen möchte ich Ihnen hier ersparen. Wer Näheres wissen möchte, findet dies in der angegebenen Literatur.

In den Jahren 1964/65 gingen mehrere Hinweise aus den Bezirken über Straftaten in Kindererziehungseinrichtungen und Jugendwerkhöfen bei der Staatsanwaltschaft ein. Diese übernahm dann die Verhandlungen, die am 14. Juni 1966 zu einem Bericht des Generalstaatsanwalts an den Stellvertreter des Ministers für Volksbildung führten[53]. Aus diesem Bericht sei hier länger zitiert. Es werden folgende Kindesmisshandlungen aufgeführt:

* »Kinder werden mit der Hand wiederholt und hart und mit Gegenständen in das Gesicht und auf andere Körperteile geschlagen;
* Kinder werden mit dem Kopf auf den Fußboden gestoßen;
* Erzieher ließen Kinder durch andere Kinder mit einer Peitsche schlagen;
* Erzieher ließen Kinder im Kreis drehen und Kniebeugen bis zur Erschöpfung ausführen;
* Kinder wurden mit dem Gesicht in den eigenen Kot gedrückt;
* Bei Essensannahmeverweigerung wurde Kindern die Speise gewaltsam eingeführt (bei einem sechs Monate alten Säugling trat hierdurch Erstickungstod ein);
* Verabreichung kalter Duschen zur Abschreckung bei Unsauberkeit oder wenn die Kinder im Bett unruhig waren;
* Kinder wurden stundenlang – teils in Nachtkleidung – aus den Zimmern verwiesen. Sie mussten sich in Ecken, Fluren, Kellertreppen, dunklen Räumen, Schweineställen bzw. Besenkammern aufhalten;
* Kinder wurden Heftpflaster auf den Mund geklebt;
* Kindern wurde die Nahrung entzogen.«

Als Folgeschäden werden aufgeführt:

* »Schockartige Wirkungen, unruhiger Schlaf, Angstschreie,

Angst vor dem Baden, Kollaps und schwere Störung des Vertrauensverhältnisses Kind–Erzieher.

* Blutergüsse und Schwielen, ein Trommelfellriss

Die fahrlässigen Tötungen und fahrlässigen Körperverletzungen betrafen:

* Ertrinken von Kindern beim Baden in Gewässern bzw. beim Spiel im Wasser.
* Tödlicher Sturz eines Kindes von einem im ersten Stockwerk gelegenen Balken.
* Tötung bzw. Verletzung von Kindern durch ungenügende Sicherung aufgefundener Munition in der näheren Umgebung eines Kinderferienlagers.
* Erstickungstod eines Kindes infolge fehlerhafter Nahrungszuführung bzw. Erdrosselung eines Kindes durch Hängenbleiben an der Schraube eines Kinderbettes.
* Vergiftung eines Kindes mit C4-Lösung, die vom Kind unbeachtet getrunken wurde.
* Verätzungen der Mund- und Rachenhöhle infolge Verabreichung eines nicht zum Einnehmen bestimmten Präparates.
* Verbrennungen mit heißem Wasser an Heizquellen.
* Das Abhandenkommen eines Kindes während eines Waldspazierganges (das Kind blieb über Nacht im Wald und erlitt einen psychischen Schock).«[54]

Diese Aufzählungen zitiere ich hier so ausführlich, weil sie aus einer offiziellen DDR-Quelle stammen[55] und nicht als »Propaganda« oder »Übertreibung« abgetan werden können. Solche Erfahrungen in den Jugendwerkhöfen und anderen sogenannten Erziehungseinrichtungen mussten in der DDR nicht nur einzelne Kinder und Jugendliche machen, sondern viele: »In der DDR alleine sind es, wie wir inzwischen wissen, fast 500 000 Kinder und Jugendliche gewesen, die in die Erziehungsheime gebracht wurden.«[56] Davon kamen 135 000 Kinder und Jugendliche in die sogenannten Spezialheime der Jugendhilfe der DDR einschließlich Torgau.

Die Folgen

Die Folgen dieser Erfahrungen bei Kindern und Jugendlichen sind gravierend. Peickert berichtet von einer *»anhaltenden inneren Zerrissenheit«*[57] und davon, dass diese Erfahrungen *»zu einer systematischen Zerstörung der individuellen Persönlichkeit führten«.*[58]

Die vorhin schon zitierte Ella D. litt ihr weiteres Leben unter Angst. Sie möchte im Gespräch nicht einmal die Einrichtung nennen, in der sie geschädigt und verletzt wurde, aus Angst, irgendwie erkannt und von ihren damaligen Peinigern wieder bestraft zu werden. Stockend sagt sie:

»Ich habe immer Angst … Vor allem … Ich bin nicht mehr dieselbe wie vorher … Ich habe mein Leben verloren … Ich weiß nicht mehr, wer ich bin.«

Viele spürten in den Jahren danach eine große Wut, die sie auffraß, eine Wut, die keine Ziele hatte, sondern in den Betroffenen gefangen blieb. Die Wut und die Aggressionen richteten sich auch gegen Geschwister, Eltern, soweit vorhanden, und gegen sich selbst. Denn fast alle blieben in ihrer Not allein und fanden keinen Trost.

Viele Betroffene berichten auch, dass die Erfahrungen in den Jugendwerkhöfen nach der Entlassung lebenslang wie Trigger wirkten. Hörten sie bestimmte Geräusche wie das Rasseln von Schlüsselbunden oder knallende Riegel oder rochen sie den Gestank von Fäkalien, dann erinnerte sie das an die Jugendwerkhöfe, an das Eingesperrtsein, an die Schikanen, Beleidigungen und Erniedrigungen durch die sogenannten Erzieher/-innen und an den Gestank der Notdurftkübel in den Arrestzellen. Die Reaktion auf solche Trigger ging und geht über bloße Erinnerungen hinaus: Das Geschehen wird mit allem Leid wieder lebendig, als würde es in der Gegenwart, im jetzigen Moment erfahren.

Fritz K. litt immer wieder an Zitteranfällen und Schweißausbrüchen:

»*Das ist dann wie hohes Fieber. Aber ohne Fieber. Letztens fuhr ich in Berlin mit der Straßenbahn. Draußen schrie plötzlich jemand – und ich war auf einmal wieder im Knast, wie wir den Jugendwerkhof unter uns genannt haben. Das war nicht wie früher, ich war wieder 15. Dabei ist das doch so lange her …*«

Als ein Mädchen entlassen und von der Mutter begrüßt wurde, stand es stramm vor ihr. Dieses Verhalten blieb lange Zeit.

»*Immer, wenn jemand ins Zimmer kam, bin ich spontan aufgesprungen.*«

Als Folge beschrieb sie auch eine andauernde Hochspannung:

»*In mir herrschte eine entsetzliche Leere, die ich nicht mehr ertragen konnte. Ich hatte das Gefühl, sie frisst mich Stück für Stück, langsam und quälend auf. Zugleich peinigten mich schlimmste Albträume und obendrein litt ich während der ersten Monate nach meiner Entlassung unter massiven Kopfschmerzen.*«[59]

Wir kennen solche Folgen bei Traumaopfern, die systematische Folter und Erniedrigung erleiden mussten.

In einem Interview mit Sabine D. erwähnt diese mir gegenüber beiläufig, dass sie in der Beziehung zu ihrer Mutter sehr gespalten sei:

»*Ich liebe sie und bin ihr sehr nah. In manchem sind wir uns ähnlich. Wir sind beide sehr schreckhaft, schlafen unruhig, haben oft*

Angst. Und sie ist mir gleichzeitig fern. Manchmal ist eine unsichtbare Mauer zwischen uns.«

Ich erinnere mich bei diesem Gespräch an eine andere Frau, die durch einen Gefängnisaufenthalt traumatisiert war, und frage, ob die Mutter vielleicht einmal im Gefängnis gewesen sei oder etwas anderes Schlimmes erlebt habe. Sabine D. überlegte und antwortet:

»Davon weiß ich nichts. Sie sagte mal, dass sie in einem Jugendheim oder so für zwei Jahre gewesen sei. Das kann es aber nicht sein.«

Sie wollte ihre Mutter fragen. Später schrieb sie mir, dass sie mit der Mutter gesprochen habe. Diese habe erzählt, dass sie in einem Jugendwerkhof gewesen sei. Sie habe so viel Schlimmes erlebt, dass sie seitdem eine »unsichtbare Mauer« aus Angst und Misstrauen gegenüber der ganzen Welt in sich trage. Nur gegenüber der Tochter würde sie manchmal durchlässig. Sabine D. schrieb weiter, dass das Gespräch sehr schmerzlich für beide und gleichzeitig ungeheuer erleichternd gewesen sei.

Auch dies ist ein Beispiel, wie tabuisierte oder unausgesprochene schlimme Erfahrungen gerade durch das Schweigen an die nächste Generation weitergegeben werden, wie hier die Schreckhaftigkeit, die Unruhe und die Ängste der Mutter an die Tochter. Die Erfahrungen der Jugendwerkhöfe und der anderen »Jugendhilfe«-Dressuranstalten sind nicht nur ein DDR-Erbe in den Seelen der 500 000 Kinder und Jugendlichen, die in diese Einrichtungen gezwungen wurden, sondern auch für viele ihrer Kinder und sogar Enkel.

Die Aufarbeitung dieses Leidens bedarf auch der Dokumentation und damit Anerkennung dessen, was geschehen ist. Viele Betroffene schweigen und machen alles nur »mit sich aus«. Sie haben die Erfahrung gemacht, dass man ihnen nicht glaubte oder wie in weiten Teilen der DDR-Bevölkerung der Meinung war, die Jugendlichen seien »Gesindel« und »selber schuld«, wie es viele schildern, auch Fritz K.:

»Als ich aus dem Jugendwerkhof raus war, hatte ich meine Ausbildung. Und ich bekam Arbeit. Aber überall stand, wo ich die Ausbildung gemacht hatte, und da wussten alle Bescheid. Ich wurde überall schief angeguckt. Ich habe oft gehört; Faulenzer, Dieb, arbeitsscheues Gesindel, Verbrecher und so. Bist ja selber schuld – das haben die gedacht und oft genug gesagt. Ich war fix und fertig und nun noch die Verachtung.«

Fast alle Dokumente der Jugendwerkhöfe wurden vernichtet. Soweit mir bekannt ist, wurde keine einzige Person für die verbrecherischen Taten in den Jugendwerkhöfen und ähnlichen Einrichtungen der DDR bestraft, den Opfern widerfuhr somit bis heute keine Gerechtigkeit. In einem Artikel über Torgau im September 2018 in der *Süddeutschen Zeitung*[60] sagt eine Torgauer Erzieherin:

»Die Einrichtung war bis zu einem gewissen Grad schon angebracht. Damit die mal wieder auf Linie gebracht wurden. Damit die mal wieder wissen, was das Leben eigentlich bedeutet.«

Wenn die Erfahrungen, die die Jugendlichen in Torgau machen mussten, für das »eigentliche Leben« standen, dann wirft das ein bezeichnendes Licht auf das Leben, das in der DDR angestrebt wurde und für das die jungen Menschen »auf Linie« gebracht werden sollten. Ein anderer Erzieher sagt in dem Artikel:

»Wir standen schon genug am Pranger. Glauben Sie doch bitte diesen Unsinn nicht, alles nur harmlose Kinder. Das waren Kriminelle. Wenn Sie mich fragen: Die hätte man viel härter drannehmen müssen.«[61]

Für die Betroffenen und für die gesamte Gesellschaft ist es entscheidend, dass auch dieses DDR-Erbe in ihnen und der nachfolgenden Generation gesehen und gewürdigt wird. Das kann und muss der erste Schritt sein, damit Menschen mit diesen Folgen nicht allein bleiben, sondern Unterstützung erfahren. Das Leiden hält an, auch wenn manche Opfer der sogenannten Jugendhilfe in der DDR sich darum bemühen, einen Schlussstrich zu ziehen, nicht mehr daran zu denken, um Abstand zu gewinnen. Doch die Folgen machen sich immer wieder bemerkbar. Ich wiederhole mich: Die Menschen, die die Jugendwerkhöfe erleiden mussten, brauchen Anerkennung ihrer Qualen und Respekt vor ihren individuellen Anstrengungen und Wegen, ihr Leben zu leben.

KAPITEL 13

»Hauptsache Führer«

VOM AUTORITÄREN CHARAKTER

Christa S., 1969 in Potsdam geboren, verzweifelt an ihrem Vater.

»Mein Vater hat sich immer nur geduckt. Er hat alles gemacht, was man ihm sagte. Wenn es hieß, er müsse in die Partei eintreten, dann ist er in die Partei eingetreten. Wenn meine Mutter sagte, er solle einkaufen gehen, dann machte er das. Anfangs, als ich klein war, fand ich ihn lieb und nett. Doch als ich älter wurde, hielt ich das nicht mehr aus. Er fand Honecker gut. Er stand auf Gorbatschow. Hauptsache Führer, Hauptsache oben, Hauptsache starken Leuten gehorchen. Heute sucht er wieder einen Führer und wählt die AfD. Ich glaube, ob rechts oder links ist egal. Hauptsache er hat jemanden, zu dem er hochschauen kann.«

Inge T., etwas jünger als Christa S., beschreibt ähnliche Charakterzüge ihres Vaters:

»Mein Vater hat immer nach oben gebuckelt. Er wusste, wo es langgeht. Er ging dort entlang, wo man ihm den Weg gezeigt hatte. Doch nach der Wende brach er zusammen. Alles war nun anders, alles war offen. Mit der Freiheit kam er absolut nicht zurecht. Er wusste nun gar nicht mehr, was er tun sollte. Er war völlig verunsichert.«

Um Menschen wie Inge T.s Vater zu verstehen, scheint es mir sinnvoll, sich mit dem Begriff der »autoritären Persönlichkeit« zu beschäftigen. Theodor W. Adorno[62], Erich Fromm[63] und andere haben sich Ende der Zwanziger- und Anfang der Dreißigerjahre intensiv mit der Frage beschäftigt, warum so viele Arbeiter und Arbeiterinnen nach dem Ende des Ersten Weltkrieges den Nationalsozialisten bzw. Faschisten folgten, statt, wie von den linken Intellektuellen erhofft, den Weg einer sozialistischen Revolution zu gehen. Sie führten Untersuchungen mit Interviews durch, die durch ihre erzwungene Flucht ins Exil unterbrochen wurden, forschten aber in den USA weiter. Sie fanden heraus, dass bei vielen der Befragten eine »autoritäre Persönlichkeitsstruktur« erkennbar war, aufgrund derer sie für sozialistische wie für faschistische Parteien anfällig waren. Mit der autoritären Persönlichkeit wird ein Syndrom beschrieben – das heißt eine Anhäufung von wiederkehrenden Persönlichkeitsmerkmalen –, das sich vor allem durch autoritäre Unterwürfigkeit und gleichzeitige Aggressivität »nach unten« kennzeichnen lässt. Den beiden Vätern, die hier in den Zitaten beschrieben wurden, war die Unterwürfigkeit unter Führungspersonen und Autoritäten gemeinsam. Bei anderen autoritären Persönlichkeiten steht die autoritäre Machtausübung »nach unten« im Vordergrund. Wieder andere verbinden beides.

Auch wenn die Thesen von Adorno, Fromm und anderen nicht die einzigen Erklärungsmuster für autoritäres Verhalten sein mögen, vor allem nicht bei gewalttätigen Menschen, so begegneten mir doch häufig Beschreibungen von Menschen in der DDR, für deren Verständnis das Bild der autoritären Persönlichkeit hilfreich ist. Elisa N. erzählt zum Beispiel:

»Meine Mutter war Schulleiterin in der DDR. Sie war extrem streng und sorgte dafür, dass unliebsame Lehrer und Lehrerinnen entfernt wurden. Widerspruch duldete sie nicht. Harte Strafen waren an der Tagesordnung. Und wenn Anordnungen von oben kamen, befolgte sie sie buchstabengetreu. Sie wusste genau, woher der Wind wehte. Sie setzte manchmal Befehle um, bevor sie überhaupt ausgesprochen wurden. Vorauseilender Gehorsam. Auch mein Bruder und ich mussten

uns unterordnen, ganz schlimm. Als sie dann nach der Wende den Job verlor, war sie ein Nichts. Sie versteckte sich vor allen Menschen und bekam nichts auf die Reihe, gar nichts. Dann übernahm sie eine Funktion bei der PDS, wie damals ›Die Linke‹ noch hieß. Und das alte Spiel ging weiter. Nach oben buckeln und nach unten treten.«

Erich Fromm beschreibt Menschen mit autoritären Persönlichkeitsstrukturen so: »Was ihnen zunächst und im Tiefsten gemeinsam ist, das heißt, was das Wesen der autoritären Persönlichkeit ausmacht, ist eine *Unfähigkeit*: die Unfähigkeit, für sich selbst zu stehen, unabhängig zu sein, oder, um es anders auszudrücken, die Freiheit zu ertragen.«[64]

An anderer Stelle schreibt er: »Solange er die Macht hat, erscheint der Führer, sich und anderen, stark und mächtig. Seine Ohnmacht und tiefe Unsicherheit tritt in Erscheinung, wenn er seine Macht verloren hat, wenn er nicht mehr andere auffressen kann, wenn er auf sich allein gestellt ist.«[65]

Menschen mit einer autoritären Persönlichkeit bilden zumeist das Rückgrat autoritärer Regime, auch der DDR. Es gab leidenschaftliche Kommunisten und Kommunistinnen, die an den Sozialismus glaubten. Doch es gab sehr viele, die um der Macht willen dem DDR-Regime und damit auch sich selbst dienten. Als die DDR zusammenbrach, ertrugen sie die Freiheit nicht. Ihre Ohnmacht und Unsicherheit traten zutage. Damit meine ich nicht die Unsicherheit, die viele Menschen nach dem Ende der DDR spürten und spüren mussten, weil es tiefe wirtschaftliche, soziale und kulturelle Veränderungen gab. Solche Verunsicherungen im Selbstwertgefühl und der Selbstachtung sind normal und Menschen können in unterschiedlicher Weise damit umgehen und sind auch unterschiedlich damit umgegangen. Die Unsicherheit, die hier gemeint ist, ist ein Grundgefühl, das die Persönlichkeit erschüttert, ein Grundgefühl der Ohnmacht. Für

Menschen mit autoritärer Persönlichkeitsstruktur ist die Freiheit nicht schwierig, sondern schlicht und einfach unerträglich.

Die Unerträglichkeit der Freiheit

Als Bewältigungsstrategie, um mit der Ohnmacht und Unerträglichkeit der Freiheit umzugehen, treten weitere Züge der autoritären Persönlichkeit offen zutage. Sie gehören immer oder meistens zur autoritären Persönlichkeitsstruktur. Doch in und nach Zeiten extremer Verunsicherung werden sie überdeutlich. Dazu gehören unter anderem:

Alles, was mit Gefühlen und Sensibilität zu tun hat, wird ebenso zurückgewiesen wie alle künstlerischen Aspekte der Lebendigkeit. In zahlreichen Gesprächen, die ich führte, kommt das zum Ausdruck.

* *»Als ich meinen Eltern sagte, dass ich Kunst studieren wolle, flippten sie aus. Sie forderten von mir ›etwas Anständiges zu lernen‹.« (Ernst J.)*
* *»Über meine Gefühle konnte ich mit meinem Vater nie reden. Warum denn auch. Er wusste ja sowieso immer alles besser. Da braucht man doch keine Gefühle. Ich interessierte ihn nicht als Mensch, sondern nur als Befehlsempfänger, der das machte, was er anordnete.« (Stefan G.)*
* *»Heute weiß ich, dass meine Mutter an der Starre meines Vaters und der Gefühlskälte meiner Großeltern kaputtgegangen ist. Sie hatte nichts zu sagen und lebte in ständiger Angst vor der Familie. Sie hat sich umgebracht, als ich acht war. Und auch ich hatte nichts zu melden und hab den Kopf eingezogen und immer Angst gehabt. Angst, bemerkt zu werden und von meinem Vater eins drüberzukriegen.« (Christine Z.)*

Zur autoritären Persönlichkeitsstruktur gehört auch, dass konventionelle Sitten und Werte hochgehalten werden. Die Welt wird danach eingeteilt, was »gut« oder »schlecht« ist, wie Ulrich O. erzählt:

»Mein Vater wusste immer, was richtig und was falsch ist. Er wusste auch, was ein guter Mensch ist, ein guter Sohn und ein schlechter Sohn. Alles, was da nicht reinpasste oder davon abwich, war feindlich. Er war starr in seinen Bewertungen. Ich dachte früher, wie ein kleines Kind. Aber mittlerweile weiß ich, dass kleine Kinder viel variabler und viel weicher sind.«

Autoritäre Menschen herrschen durch Angstmache sowie den Ausschluss und die Abwertung alles Fremden. Karl-Heinrich E. schildert:

»Mein Vater war stellvertretender Leiter eines VEB. Sein Führungsstil bestand darin, Angst zu machen, ob im Betrieb oder in der Familie, das war gleich. Alles, was neu oder fremd war, war Bedrohung. Er war Eishockeyfan und stand auf Weißwasser und sonst nichts. Mit richtigem Hass auf Dynamo Berlin, den großen Konkurrenten. Nach der Wende wurde er zu einem glühenden Ausländerhasser. Was früher die ›Feinde des Sozialismus‹ oder Dynamo waren, waren jetzt die Türken, auch die Araber. Abschaum.«

Menschen mit diesen Charakterzügen brauchen Ideologien, weil Ideologien vorgeben, was »immer« »richtig« ist und was man »nie« tun darf. Das gibt scheinbare Sicherheit und ermöglicht, sich selbst über andere zu erheben, um den eigenen Gefühlen der Ohnmacht zu entfliehen.

Die Haltung der Überlegenheit der »deutschen Rasse« ist nicht das Gleiche wie die des »unausweichlichen Sieges des Sozialismus« oder die von »America First«. Doch den dahinterstehenden Ideologien bzw. den sie tragenden Personen sind häufig ähnliche Charakterzüge eigen. Die autoritäre Persönlichkeitsstruktur ist ein DDR-Erbe in der Seele. Das betrifft nicht die Mehrheit der DDR-Bürger/-innen, aber doch einen signifikanten Teil. Dieses Erbe ist nicht verschwunden mit dem Untergang der DDR. Diese Persönlichkeitsstrukturen leben und wirken weiter. Auch und gerade in rechtsradikalen Bewegungen. Vermutlich ist damit auch zu erklären, warum ein Teil der Wähler/-innen von »Die Linke« nahtlos auf die scheinbar andere Seite des politischen Spektrums zur AfD wechselte.

Vielleicht sind die Erklärungen von Fromm und Adorno zum Ursprung des autoritären Charakters nicht ausreichend. Doch der Hinweis, dass zumindest ein Kern der autoritären Persönlichkeit in der Unfähigkeit besteht, Freiheit zu ertragen, und in der Unsicherheit wurzelt, zu sich selbst zu stehen, ist von großer Bedeutung. Damit sind Gewalttätigkeit und Sadismus, wie sie zum Beispiel durch die Stasi oder in den Jugendwerkhöfen ausgeübt wurden, allein nicht zu erklären. Hier kommen andere Persönlichkeitsmerkmale hinzu. Doch der Boden auch dafür ist die autoritäre Persönlichkeitsstruktur.

Die DDR-Erziehung war keine Erziehung zur Freiheit und förderte in keiner Weise die Fähigkeit zu eigenem Denken und eigenständigem Handeln. Wenn es Entwicklungen zur Selbstständigkeit gab, dann nur außerhalb des offiziellen Systems und seiner Strukturen. Es lohnt sich, an diesem »inoffiziellen« Erbe anzuknüpfen, ihm Beachtung zu schenken und Bedeutung zu geben, um dem Erbe der autoritären Persönlichkeitsstrukturen in der DDR eine andere Haltung entgegenzusetzen, die Wert darauf legt, dass in der Erziehung und im sonstigen sozialen Leben die Fähigkeit zu eigenem Denken und zu selbstständigem Handeln gefördert wird.

Demokratie ist unbequem und keine Wohlfühloase, die von anderen gepflegt wird und in die man sich nur fallen lassen muss. Demokratie ist ein lebendiger Prozess, der gegenseitigen Respekt und selbstständiges Denken und Handeln erfordert und die Menschenwürde konkret achten muss. Es geht dabei nicht um Kategorien wie »Osten oder Westen«, »Sozialismus oder Kapitalismus«. Die Leitlinie, der Kompass für eine fruchtbare Auseinandersetzung sollte darin liegen, Menschen dazu zu befähigen, Eigensinn und Gemeinsinn zu entwickeln und die Systeme, in die sie eingebunden sind, daraufhin zu überprüfen, inwieweit sie das Wachstum und die Identität der Menschen fördern und ihre Würde stärken und sie nicht durch autoritär-zerstörerische Enge zu entwürdigen. Wir sollten und müssen unseren Kindern und Enkeln solche Erfahrungen ermöglichen, indem wir sie nicht brechen, sondern ihre Würde stärken, indem wir ihren Sinn für das Eigene unterstützen und gleichzeitig ihre Solidarität und ihr Mitgefühl mit anderen fördern, indem wir sie nicht durch Unterwerfung, sondern auf Augenhöhe durch Erklärung und als gute Vorbilder erziehen.[66] Nur so können wir langfristig dem Wachstum autoritärer Persönlichkeitsstrukturen den Boden entziehen, das ist meine Überzeugung.

KAPITEL 14

»Ich habe mich wertlos gefühlt«

KEINE LEISTUNG, KEIN RESPEKT

Meine Eltern hatten durch die Flucht alles verloren. Verwandte wurden zurückgelassen, Vertrautes, Heimatliches, aber auch die Wohnung, die Möbel, die meisten Kleidungsstücke und sonstiges, was ihnen gehörte und im Leben vertraut war. Wie bei vielen geflüchteten Menschen hieß es damals:

»Wir müssen neu anfangen.«

Jolanda P., deren Familie später als meine, in den Siebzigerjahren, geflohen ist, als sie 14 Jahre alt war, erzählt:

»Als wir in den Westen kamen, war es sehr schwer. Wir hatten alles verloren. Wir wurden als Fremde, als Bedrohung, als Störenfriede, als Pollacken … behandelt. Wir hatten alles verloren, aber nicht unseren Willen. Meine Eltern wollten für mich was schaffen, und dann, als ich erwachsen war, wollte ich für meine Kinder etwas schaffen. Wir wollten etwas neu aufbauen. Das war schwer, aber wir haben es hinbekommen.«

Dieser Wille, etwas neu aufzubauen, zeichnete viele Menschen aus, die vor der Wende aus der DDR geflüchtet waren. Manche wurden ausgebürgert. Die meisten hatten selbst den Entschluss gefasst, zu gehen, und waren bereit, die Konsequenzen daraus zu ziehen, zu arbeiten, aufzubauen, es zu schaffen.

Auch nach der Wende verloren viele Menschen in der Noch-DDR und dann in den neuen Bundesländern alles oder zumindest vieles. Doch diese Erfahrung war nicht freiwillig, sondern schien irgendwie aus heiterem Himmel zu kommen. Ingo S. erzählt:

»Wir haben damals auch demonstriert. Wir wollten es anders haben. Doch dann wurde uns alles genommen. Dafür hatten wir nicht demonstriert. Wir hatten nur noch die Vergangenheit, aber keine Gegenwart und keine Zukunft. Das war die Treuhand und die ganzen Unternehmer, die die DDR einkassiert haben.«

Ingo S. ist verbittert und resigniert. Sein Betrieb wurde »abgewickelt«. Er fühlte sich nach der Wende mit Mitte 30 zu alt, um einen neuen Beruf zu erlernen, und absolvierte mehrere Lehrgänge und Kurse über das Arbeitsamt bzw. später das Jobcenter. Nun ist er Rentner und klagt über seine Chancenlosigkeit. Seine Frau hat sich von ihm getrennt. Seine Kinder leben und arbeiten im Rheinland.

Jolanda P. und ihre Familie repräsentieren eine andere Haltung, die zahlreiche Menschen aus der DDR eingenommen haben. Ob sie vor der Wende geflüchtet oder ausgewiesen worden waren oder ob sie nach der Wende ihre alte berufliche Existenz verloren hatten – ihr Weg war, neu anzufangen. Der Weg und die Haltung von Ingo S. war die Resignation. Er gab, wie andere, auf. Jede Haltung hat ihren Preis. Die erste ist mir vertrauter, weil es der Weg war, den meine Familie vor 60 Jahren gegangen ist und der mich geprägt hat. Der Preis für diesen Weg waren Mühe und Anstrengung.

Jolanda P. berichtet:

»Das war oft hart. Wir mussten die Zähne zusammenbeißen. Meine Eltern habe ich selten gesehen, die haben immer nur gearbeitet. So ein richtiges Familienleben hatten wir nicht. Wie es uns eigentlich ging, darüber redeten wir nicht.«

Auch für die zweite Haltung habe ich – begrenzt – Verständnis. Dass sich jemandem in der Situation von Ingo S. keine Chance eröffnet hätte, gar keine, teile ich nicht. Dass jemand in Resignation verfällt und sich aufgibt, kann ich nachvollziehen, das kenne ich aus vielen Gesprächen. Die Kraft reicht nicht, sich aufzuraffen und neue Wege zu gehen. Und manchmal gibt es widrige soziale oder gesundheitliche Umstände. Das ist traurig und über diese Reaktion haben weder ich noch andere ein Recht zu urteilen (allenfalls die Kinder). Die Haltung der Resignation ist mit vielen Gefühlen verbunden, die oft nicht zugelassen, nicht geäußert und erst recht nicht geteilt werden. Um diese Gefühle und vor allem die Trauer zu vermeiden, wird das Gefühl des Trauerns – und hier fängt meine kritische Beurteilung an – in Beschuldigungen und Bitterkeit umgetauscht.

Sicherlich haben sich manche westdeutsche Konkurrenten Betriebe und Grundstücke in der DDR einverleibt. Doch da war nicht mehr allzu viel einzuverleiben, wenn wir ehrlich sind. Am 18. Oktober 1989 wird Erich Honecker zum Rücktritt gezwungen, Egon Krenz wird Staats- und Parteichef. Kurz nach seinem Amtsantritt verlangt Krenz ein »ungeschminktes« Bild der wirtschaftlichen Lage. Am 30. Oktober 1989 befasst sich das Politbüro mit einer Analyse, ausgearbeitet von führenden Wirtschaftsexperten um Gerhard Schürer, Chef der staatlichen Plankommission. Ergebnis: Die DDR steht im Westen mit Milliarden in der Kreide. Die Verschuldung sei »auf eine Höhe gestiegen, die die Zahlungsfähigkeit der DDR in Frage stellt«, heißt es im »Schürer-Papier«. Die DDR war damals, was die Konsequenzen aus der Höhe der Verschuldung und die Aussicht auf Staatsbankrott anbetrifft, in der gleichen Situation wie Griechenland auf dem Höhepunkt der Finanzkrise. »Allein ein Stoppen der Verschuldung würde im Jahre 1990 eine Senkung des Lebensstandards um 25 bis 30 Prozent erfordern und die DDR unregierbar machen.«[67]

Das war die Ausgangssituation. Anfangs dachte die Bundesregierung noch, durch den Verkauf von Grundstücken und Betrieben der DDR 600 Milliarden DM zu erwirtschaften, die dann investiert werden sollten. Doch sie täuschte sich, die sogenannte Abwicklung der Treuhandbetriebe blieb ein milliardenschweres Minusgeschäft und wurde mit einem Verlust von 210 Milliarden DM beendet. Die »Glücksritter« und »raffgierigen Unternehmer« aus dem Westen für den Niedergang der Wirtschaft in den neuen Bundesländern und damit auch für all die Folgen für die Menschen allein verantwortlich zu machen ist weitestgehend ein Ablenkungsmanöver der SED-Nachfolger. Die Arbeitsproduktivität der DDR lag bei rund einem Viertel der westlichen Länder. Bei allen Fehlern der Treuhand und teilweise kriminellen Machenschaften muss auch festgehalten werden: Die DDR-Wirtschaft war marode und eine massive Senkung des Lebensstandards mit hoher Arbeitslosigkeit hätte sowieso bevorgestanden.

Ich kenne mehrere kleine Unternehmer, die zuvor als Kinder in der DDR gelebt hatten, dann in den Westen gegangen sind und nach der Wende wieder zurückgingen, um dort zu investieren.

»Ich komme aus Brandenburg und bin nach der Wende sofort hingefahren«, erzählt Ernst F. *»Ich habe dort einen Betrieb übernommen, habe viel Geld hineingesteckt, viel zu viel. Ich wollte meiner alten Heimat und den Menschen dort helfen. Die Menschen waren sehr engagiert, doch alles andere war Schrott. Die Maschinen konnte man nur wegschmeißen. Die Gebäude mussten komplett saniert werden. Die Kunden im Osten brachen weg und im Osten wie im Westen wollte man damals keine Ostprodukte.«*

Manche haben sich übernommen oder sind gerade noch an der Insolvenz für ihre Westbetriebe vorbeigeschrammt.

Die Forderung nach Respekt

Wie dem auch im Einzelfall sei: Es gab nicht nur Gewinner und Verlierer, vor allem nicht nur Gewinner im Westen und Verlierer im Osten. Die Sachlage ist viel komplizierter. Es war ein großes, tragisches Schicksal für viele DDR-Bürger, dass sie nach der Wende arbeitslos wurden. Innerhalb von zwei Jahren waren es zwei Millionen Menschen, die ihren Arbeitsplatz verloren. Das hatte nicht nur wirtschaftliche Folgen, sondern auch seelische. In Gesprächen erzählen viele, dass sie an Respekt verloren hatten, sowohl den der anderen als auch den vor sich selbst.

»Meine Arbeit war nichts mehr wert und ich habe mich auch wertlos gefühlt. Alles brach zusammen«, so formuliert es Klaus M.

Die Fabriken, in denen der Trabbi – in der DDR hochbegehrt mit jahrelangen Bestellfristen – produziert wurde, brachen zusammen, weil nun andere Autos gewünscht waren. Die Computer, die in der DDR hergestellt wurden und auf die man sehr stolz war, waren plötzlich wertlos und damit auch die Produktionsstätten, weil die Computer aus dem Westen nur einen Bruchteil davon kosteten. Die Menschen waren stolz auf ihre Lebensleistung und ihre Arbeitsleistung. All das brach nun weg. Viele haben für sich »ihre Wende« geschafft und geschaffen. Andere sind gescheitert.

Klaus M. fährt fort: *»Als ich meine Arbeit verloren hatte und mein Betrieb abgewickelt wurde, war ich nichts mehr wert. Dachte ich. Ich konnte mich nicht mehr im Spiegel anschauen. Und in den Augen der anderen sah ich nur, dass ich ein Versager sei.«*

Wir Menschen brauchen Respekt. Ob man nun Anerkennung, Achtung oder Wertschätzung dazu sagt oder noch eine andere Bezeichnung dafür wählt, ist zweitrangig. Respekt ist ein Teil der Würde. Würde ist keine Eigenschaft, sondern entsteht aus

Erfahrungen, die wir Menschen machen. Dazu gehört, dass wir von anderen gewürdigt werden und dass wir in unserem Arbeiten und sonstigen Tun und vor allem in unserem Sein, unserer Persönlichkeit, wertgeschätzt werden. Respekt beinhaltet auch Selbstwertschätzung und Selbstachtung. Dabei sind die Wertschätzung durch andere und die Selbstwertschätzung untrennbar miteinander verbunden. Respekt vor sich selbst kann nicht gedeihen, wenn man von anderen nicht respektiert wird. Erfahrene Respektlosigkeit ist eine Form der Entwürdigung und lässt Menschen verkümmern. Respekt für andere fußt auf dem Boden des Selbstrespekts. Dieses Wechselspiel ist allen Menschen eigen, ein immerwährender Prozess, ohne festgelegte Reihenfolgen und ohne Abschluss. Bürger und Bürgerinnen der ehemaligen DDR beklagen sich häufig über den fehlenden Respekt, der ihnen und ihrer Lebensleistung nicht entgegengebracht wird. Dieses Gefühl entsteht immer wieder, wenn Grundlagen der persönlichen Identität verloren gehen, durch Arbeitslosigkeit, Auseinanderbrechen von Familien wie sozialen Bindungen, Verlust von Heimat und ähnlichen krisenhaften Ereignissen. Ich kann die Forderung nach Respekt zutiefst verstehen. Ich habe aber keinen Respekt vor denjenigen, die Respektlosigkeit beklagen, aber selbst keinen Respekt zum Beispiel vor geflüchteten Menschen haben. Ich habe keinen Respekt vor denjenigen, die andere treten, unterdrücken, entwürdigen.

Ich habe großen Respekt vor den ehemaligen DDR-Bürgerinnen und -Bürgern, die viele Brüchen erleben mussten. Ich habe großen Respekt vor den Geflüchteten, die nach dem Zweiten Weltkrieg in der DDR ihr Leben wiederaufbauten und dann nach der Flucht in den Westen noch einmal. Ich habe großen Respekt vor den Verfolgten, die die Folgen der Verfolgung bewältigt haben, körperlich, sozial, seelisch. Ich habe großen Respekt vor der

Lebensleistung aller Menschen, auch derjenigen, die nach der Wende gescheitert sind. Alle Menschen, die ich befragt habe, waren sich darin einig: Jeder Mensch braucht Respekt. Manche von ihnen haben von sich aus den mangelnden Respekt angesprochen. Für andere Menschen aus der ehemaligen DDR ist dieser Respekt selbst da, wo er »eigentlich« hätte spürbar gewesen sein können, nicht sichtbar genug geäußert worden. Dazu hätte es Symbole gebraucht und Worte, vor allem aber Taten.

Leistung und Respekt

Auffällig war dabei noch ein anderer Gesichtspunkt, nämlich die Verknüpfung von Leistung und Respekt. Frieda G. berichtet:

»Ich bin in der DDR groß geworden. Als die Wende kam, war ich 49. Die DDR war mein Leben. Ich war es gewohnt, immer wieder Leistung zu bringen. Diese Leistung wurde gefordert und auch akzeptiert. Dafür wurde ich gut angesehen. Manchmal waren mir die Wimpel, Urkunden und Ehrungen zu viel. Aber immerhin, das war etwas. Wir haben etwas zurückbekommen für das, was wir gegeben haben.«

Oft wurde und wird der Westen als »Leistungsgesellschaft« bezeichnet, doch die DDR war mindestens in dem Ausmaß eine Leistungsgesellschaft wie die alte BRD. Leistung zählte, sie wurde honoriert und geehrt. Diese Ehrungen wurden als Maßstab für den Respekt erlebt, den die Menschen erfuhren, selbst wenn sie ein Mittel der SED-Spitze waren, die Arbeitenden zu hofieren, um deren Unterstützung zu erhalten. Gleichzeitig wurde »Schlendrian« geduldet, war es zum Beispiel üblich, während der Arbeitszeit einkaufen zu gehen und anderes zu tun, was mit einer Leistungsorientierung nichts zu tun hatte. Doch selbst wenn der Respekt, der der Arbeitsleistung gezollt wurde, hauptsächlich Mittel zum Zweck war, was viele wussten oder ahnten, tat er den Menschen gut.

Die eben zitierte Frieda G. erzählt weiter: *»Doch dann wurde ich arbeitslos. Ich stand plötzlich da wie nackig. Keine Arbeit. Keine Leistung. Also auch keinen Respekt. Da war plötzlich nichts.«*

Das Phänomen kennen wir aus den alten wie den neuen Bundesländern und zumindest allen, wenn auch kulturell und individuell unterschiedlich ausgeprägt, europäischen Ländern: Wer nicht arbeitet, wird nicht respektiert. Wer nicht mehr im Beruf stehen kann, verliert oft auch den Respekt vor sich selbst.

Sandra M., die 1985 geboren wurde, erzählt:

»Ich war ja noch sehr klein und habe das mit der Wende nicht so richtig mitbekommen. Aber als ich größer wurde, habe ich gemerkt, dass meine Eltern sich immer mehr aufgegeben haben und das Gesicht vor sich selbst verloren haben. Dieses Stöhnen und Jammern gingen mir so auf den Geist. Ich wollte so schnell wie möglich weg. Sie wussten mit ihrer Zeit nichts anzufangen. Wer kein Geld nach Hause brachte und wer nicht arbeiten konnte, fühlte sich wertlos. Ich merke das auch bei mir immer wieder. Ich muss etwas tun und ich muss zeigen, dass ich etwas tun kann, dass ich etwas wert bin. Dann steigt auch mein Selbstwertgefühl und dann respektiere ich mich. Ich hatte mal vier Wochen lang keine Arbeit. Da bin ich auch so abgestürzt, wie das meine Eltern damals gemacht haben. Das habe ich nicht ausgehalten. Also habe ich ganz schnell wieder einen Arbeitsplatz angenommen, auch wenn er schlechter bezahlt wurde, und dann wurde es wieder besser.«

Diese Haltung »Keine Leistung gleich kein Respekt« frisst sich auch in die Seelen der nächsten Generation hinein. Man muss fleißig sein. Man muss zeigen, was man kann. Man muss sich den Respekt verdienen. Respektiert zu werden, nur weil man ein Mensch ist, nur weil man lacht oder weint, nur weil man Kinder liebevoll erzieht – all das ist vielen fremd. All das reicht nicht.

Dahinter verbirgt sich oft die Furcht, mit leeren Händen dazustehen und einsam zu werden, und insbesondere das Bestreben, Gefühle des Scheiterns und damit der Verzweiflung und Traurigkeit zu vermeiden.

Um diesem DDR-Erbe entgegenzutreten, brauchen Menschen Respekt von anderen, Respekt für andere und Respekt und Achtung sich selbst gegenüber. Nicht nur für ihre Leistungen, sondern für ihr Leben, für ihr Menschsein und ihre Menschlichkeit.

KAPITEL 15

»Ich lebe in Karos«

DAS UNGELEBTE LEBEN

Helga H., die in Erfurt aufgewachsen ist und auch heute dort lebt, malt in der Therapie ein Bild über sich und ihr Leben. Sie wählt ein kariertes Blatt und zeichnet mit einem dünnen Fineliner eine kleine Figur in eines der Karos, einige Karos weiter eine andere Figur, dann wieder eine und noch weitere. Sie sagt:

»So komme ich mir vor – wie in einem Karo – mein ganzes Leben eingesperrt in einem kleinen Viereck. Jetzt bin ich 50 und bin immer noch im Karo. Und die anderen Leute, die ich kenne, auch. Jeder in seinem Karo. So ist das. So war das in meinem ganzen Leben.«

Auf die Frage, was sie mit Karo meint, beschreibt sie ein *»Eingesperrtsein ohne Mauern«:*

»Ich weiß ja, dass es die Mauer an der Grenze früher gab. Aber jetzt gibt es sie nicht mehr und ich bin immer noch eingesperrt. Und die anderen auch, zumindest in meiner Familie und in meinem Bekanntenkreis. Ich lebe in Karos. Was außerhalb der Karos bleibt, kenne ich nicht, das lebe ich nicht, das ist so fern.«

Viele der Menschen, denen ich begegnet bin und die in der DDR groß geworden sind und durch sie geprägt wurden, fühlen sich in ihrem Leben eingesperrt und eingeengt, ohne dass sie das genauer beschreiben können. Als die Selbstverständlichkeit der realen Grenzmauer wegfiel, die ihren Lebensraum einengte, blieb die Einengung als Gefühl bei manchen bestehen. Zumindest eine Ahnung davon. Helga H. fand mit den Karos ein Bild für dieses Erleben. Andere formulieren es unbestimmter:

»Was das für ein Gefühl ist? Kann ich gar nicht sagen. Ob das schlimm ist? Ja, vielleicht. Vielleicht am ehesten kann ich sagen, dass mir etwas fehlt. Was mir fehlt, weiß ich nicht, aber dass etwas fehlt, das weiß ich.«

Wie soll man Worte für ein Gefühl finden, wenn es darüber keinen Austausch gibt, wenn das Leben, wie geschildert, von Tabus und Ängsten, die das Leben einengen, gezeichnet ist? Ines Geipel bezeichnet ein solches Leben als »Leben in Kapseln«.[68]

Ich habe im Austausch mit meinen Gesprächspartner/-innen erfahren, dass sie ihr Erleben am ehesten mit der Bezeichnung eines »ungelebten Lebens, das leben möchte« verstanden fühlen.

Den Begriff des »ungelebten Lebens« hat ursprünglich Viktor von Weizsäcker in die Medizin eingeführt[69]. Er hat sich später in meiner therapeutischen Arbeit als sehr fruchtbar erwiesen[70]. Und auch hier, bei der Suche nach dem DDR-Erbe in der Seele, ist er bedeutsam.

Zunächst einmal gilt für jeden Menschen, dass er ständig Entscheidungen trifft, wie und was er lebt. Diese sind gleichzeitig Entscheidungen gegen ein anderes Leben, zumindest gegen andere Aspekte eines möglichen Lebens. Denn wer einen Beruf wählt, lässt andere Berufsmöglichkeiten ungelebt. Das gleiche gilt für Partnerschaft, Wohnorte und vieles andere im Großen wie im Kleinen: Jede Entscheidung für ein bestimmtes Leben ist eine Entscheidung gegen ein anderes. Manche Entscheidungen können wir nicht treffen. Wer in der DDR lebte, konnte nicht im westlichen Ausland Urlaub machen. Wer durch Krankheiten, Behinderungen und anderes eingeschränkt ist, kann nicht für die Olympischen Spiele trainieren. Wer keine Arbeit findet, ist in seinen beruflichen Möglichkeiten zumindest stark eingeschränkt. Doch es bleiben immer noch wenigstens einige Entscheidungsmöglichkeiten im Leben, meist sind es mehr, als man denkt. Manche verpasst oder versäumt man, andere werden verworfen oder bleiben aus anderen Gründen ungelebt.

Es gibt aber ungelebtes Leben, das leben möchte. Vielleicht hat man etwas verpasst oder es wurde einem verwehrt. Man hat es versäumt, eine Chance zu ergreifen oder diese Chance bestand nie. Vieles, was ungelebt bleibt, vermissen wir nicht oder stellen uns darauf ein. Doch das gelingt nicht immer. Das ungelebte Leben, das leben möchte, führt zu Unzufriedenheit und oft zu einem Gefühl der ungenutzten Möglichkeiten. Dies gibt es im Osten wie im Westen. Doch in den Interviews und Gesprächen mit Bürger/-innen der ehemaligen DDR begegnete ich oft einer Sehnsucht nach einem ungelebten Leben, das leben möchte, aber nicht konnte. Es wurde nicht aufgrund individueller Lebensumstände oder persönlicher Entscheidungen verpasst oder versäumt, sondern es wurde von den Verhältnissen in der DDR und deren Machthabern verwehrt.

Das ungelebte Leben, das leben möchte

Viele Menschen holen dieses ungelebte Leben, das leben möchte, nach. Zum Beispiel, indem sie nach dem Mauerfall und auch noch heute zahlreiche Reisen unternahmen und unternehmen und die Welt kennenlernen wollten und wollen, was ihnen vorher durch die fehlende Reisefreiheit in der DDR unmöglich war. Doch viele haben sich daran gewöhnt, dass zahlreiche Aspekte des Lebens, das sie leben wollten und wollen, ungelebt bleiben. Ihre Wünsche und Sehnsüchte, wie sie leben wollen, sind verblasst und oft nicht mehr greifbar. Dann entsteht bzw. bleibt das Gefühl, »in einem Karo zu leben«. Ein solches Karo ist nicht mehr durch sichtbare Mauern und Schießanlagen begrenzt. Die Autoritäten, die einem Menschen verwehren, neue Chancen zu ergreifen und Lebenswege einzuschlagen, bleiben unsichtbar. Fritz K. sagt zum Beispiel:

»Früher durfte ich nicht Künstler oder wenigstens Gestalter werden. Das war mein großer Traum. Ging nicht, durfte ich nicht. Nach der Wende hätte ich es gekonnt. Aber ich traute mich nicht. Ich fand den Anfang nicht, da war eine unsichtbare Sperre. Ich schimpfte mit mir, aber das half nicht. Ich habe mich ein paarmal bei künstlerischen Kursen in der VHS angemeldet, bin aber nie hingegangen. Das war wie ein Gummiband, das mich zurückzog, wenn ich mich in die Richtung bewegte.«

Ich selbst kenne es, dass ich mich in meinen Träumen und Sehnsüchten mit vielen Aspekten identifizierte, die in mir lebten, aber ungelebt blieben. Ich war als Kind lange Zeit Winnetou, später als Jugendlicher Perry Rhodan. Ich tauchte, älter und erwachsen geworden, heimlich und sehnsuchtsvoll in Geschichten, geschichtliche Welten, in das Leben von Prinz Eisenherz und in Science-Fiction ein, träumte lange Zeit all die Rollen, die ich selbst nicht leben konnte, indem ich mich mit Figuren identifizierte, die manches davon verkörperten. Gleichzeitig war ich gehemmt und gebremst bei konkreten Schritten, die ich hätte unternehmen können, um dem Ungelebten näher zu kommen. Es brauchte lange Zeit und Unterstützung, um wenigstens einiges von dem, was ich leben wollte, als lebbar anzugehen.

Der Kombination von fernen Träumen und nahem Bremsen, die, um ein anderes Sprachbild zu gebrauchen, der Lebendigkeit die Energie entziehen, begegne ich bei vielen Menschen aus der ehemaligen DDR. Sie spüren die Bremsen und verlieren sich manchmal in fernen Träumen. Doch auch diese werden diffus und konturlos. Sie bleiben als Ahnung spürbar.

Wenn sie unter dieser Ahnung, dass es in ihnen ein ungelebtes Leben gibt, das leben möchte, leiden und sich auf die mutige Reise machen, ihrem ungelebten Leben zu begegnen, sind sie oft überrascht. Jürgen Z. erzählt zum Beispiel:

»Ich war angepasst bis zum ›Geht-nicht-mehr‹. Als ich dann 18, 19 Jahre alt war, die Mauer war gerade gefallen, da drehte ich durch. Ich experimentierte mit Alkohol, Cannabis und anderen Drogen. Ich wollte alles tun, was vorher nicht ging, und alle Fesseln sprengen. Ich aß vom Leben, aber wurde nicht satt. Erst jetzt, viele Jahre später, merke ich mit meinen Kindern, dass ich eigentlich etwas anderes wollte. Eine große Entdeckung waren das Lachen und das Kitzeln. Mit meinen Kindern habe ich das entdeckt, von früher kannte ich das nie mit meinen Eltern. Dass wir zusammen ausgelassen waren. Dass wir uns nah waren. Dass wir gelacht haben. Dass wir uns gekitzelt oder gebalgt haben. All das kannte ich nicht. Das musste ich neu lernen. Das konnte ich neu lernen. Und das ist mein Glück.«

Markus S., der nach dem Untergang der DDR geboren wurde, berichtet aus seinem Leben:

»Ich war ein braver Junge. Aber ich hatte schon mit 17 Jahren ein Magengeschwür und abgewetzte Zähne. Immer hieß es: Nur nicht auffallen. Das wollten meine Eltern nicht, das durfte ich nicht und das wollte ich auch nicht. Der größte Ausbruch war mal, dass ich mir eine Jeans mit Löchern gewünscht habe. Die habe ich dann auch bekommen. Aber da hatten alle solche Jeans mit Löchern. Also war es mit dem Ausbruch auch nicht so weit her. Dann sollte ich etwas Anständiges lernen. Nach einem Jahr brach ich die Lehre ab. Ich hielt es nicht aus, dass mein Meister mir immer wieder sagte, was ich zu tun hatte, und das in einem Ton, der so abfällig war. Das ging gar nicht. Dann lebte ich eine Weile meine Fußballbegeisterung. Wir waren keine Ultras, aber

harte Fans. Wir zogen immer mit umher, auch zu allen Auswärtsspielen. Dort durften wir laut und wild sein. Aber mir wurde dabei zu viel gesoffen. Da gab es immer einen Kater und das mit dem ›Wildsein‹ war dann vorbei. Ich hatte immer so einen schlechten Nachgeschmack. Jetzt mache ich eine Ausbildung zum Tierpfleger. Das liegt mir. Daneben spiele ich Schlagzeug und mache kleine Mucken mit unserer Band. Das ist es, was jetzt passt, was mir gefehlt hat. Ob das so bleibt oder ob das noch anders wird, weiß ich nicht. Wir werden sehen.«

Und ein weiteres Beispiel von Paula I.:

»Ich habe vieles entdeckt, was ich jetzt leben möchte. Das war gar nicht einfach und das ist es immer noch nicht. Ich bin ein Mensch, der sehr durch Leistung geprägt ist. Immer machen. Immer ran. Immer alles fertig machen. Nie ausruhen … Jetzt übe ich mich darin, mal nichts zu tun, ohne ein schlechtes Gewissen zu haben. Das ist schwierig. Immer kommen mir gleich Gedanken, was ich noch tun müsste. So bin ich ja auch groß geworden. Man musste immer etwas tun. Immer etwas besorgen. Im Urlaub konnte ich nicht abschalten. Ich mache jetzt viele Achtsamkeitsübungen und ein bisschen Yoga und habe schon manches ausprobiert. Es wird immer besser. Mal rein gar nichts tun, ohne ein schlechtes Gewissen zu haben … wenn ich das schaffe, wäre das großartig!«

In welcher Form und mit welchen Inhalten sich das ungelebte Leben zeigt, wenn es die Erlaubnis bekommt, leben zu dürfen, ist bei jedem Menschen einzigartig. Viele Menschen aus der ehemaligen DDR, denen ich begegnet bin, äußerten, dass es sich sehr gelohnt hat, dieser Spur Richtung Lebendigkeit und einem Leben, das sie leben wollen, nachzugehen und die Mauern, die zu inneren Karos oder anderen Begrenzungen geworden waren, abzubauen oder zumindest durchlässig werden zu lassen.

KAPITEL 16

WARUM IST DAS DDR-ERBE IN DER SEELE JETZT NOCH SPÜRBAR? WARUM AUCH IN DER NÄCHSTEN GENERATION?

Die DDR ist 1989 untergegangen. Sie hat als Erbe in vielen Menschen seelische Spuren hinterlassen, die heute noch Kraft haben und das Denken, Fühlen und Verhalten beeinflussen. Warum wirkt das seelische Erbe so lange und so nachhaltig? Dazu müssen wir betrachten, wie das Gedächtnis funktioniert.

Wir Menschen haben zwei Gedächtnissysteme. Das eine ist das explizite Gedächtnis, mit dem wir uns an Daten, Fakten, Reihenfolgen und Ähnliches erinnern. Es wird auch kognitives Gedächtnis genannt.

Das andere Gedächtnis ist das implizite Gedächtnis – wir als Phänomenolog(inn)en und Leibtherapeut(inn)en nennen es Leibgedächtnis. Das Wort Leib geht auf das mittelhochdeutsche »lib« zurück. Dieser Wortstamm ist sowohl in »Leib« als auch in »Leben« oder »lebendig« enthalten. Leib meint in der Philosophie den lebendigen, sich und seine Welt spürenden Menschen. Das Leibgedächtnis umfasst das ganze Spektrum des Erlebens: Körpergedächtnis, das Gedächtnis der Sinne, der Gefühle, der sozialen Erfahrungen. Auch wenn wir Menschen ein bestimmtes Datum, zum Beispiel den Hochzeitstag, vergessen haben (kognitives Gedächtnis), so erinnern wir uns doch an die Gefühle, Begegnungen und sinnlichen Erfahrungen der Hochzeit (Leibgedächtnis).

Das Leibgedächtnis wirkt viel länger als das kognitive Gedächtnis. Dies können wir bei Menschen mit demenziellen Erkrankungen beobachten, die oft Verluste im kognitiven Gedächtnis erleiden, aber deren Leibgedächtnis weiterhin intakt ist. Deswegen sagen wir: Das Herz wird nicht dement![71]

Ein weiterer Faktor kommt noch hinzu. Wenn wir Menschen Erfahrungen machen, dann speichern wir sie nicht wie eine Datei im Computer ab oder stellen sie wie ein Buch in ein Regal. Sondern wenn wir uns erinnern, dann werden die Erinnerungen im Gehirn immer wieder neu geschaffen, aus verschiedenen gespeicherten Aspekten neu zusammengesetzt, wie aus vorhandenen Noten und Akkorden neu komponiert. Die unterschiedlichen Erfahrungen verdichten sich dabei und mehrere Erfahrungen aus verschiedenen Zeiten können miteinander zu einer Erinnerung verschmelzen.

Wir sehen das gerade in der Corona-Krise, während ich das schreibe. Mit den aktuellen Ängsten verknüpfen sich wichtige alten Ängste, die ein Mensch durchlebt hat. Die aktuellen Erfahrungen von Hilflosigkeit und Kontrollverlust gegenüber dem Virus und seinen Folgen mobilisieren auch – bewusst oder unbewusst – alle bisherigen Erfahrungen von Ohnmacht und Kontrollverlust. Insbesondere Menschen, denen sexuelle Gewalt und anderes traumatisierendes Geschehen widerfahren ist, erleben, dass sie das Virus und seine Auswirkungen ebenso wenig kontrollieren können, wie sie die früheren Täter/-innen unter Kontrolle hatten. Aber auch alte positive Erfahrungen vermischen sich mit den aktuellen. Wer erfahren hat, dass Solidarität und Austausch mit Menschen, denen man vertraut, hilfreich waren, wird auch jetzt sein Herz bei anderen Menschen ausschütten, und sei es am Telefon oder per Skype.

Die Vermischungen zwischen alten und neuen Erfahrungen werden zu Spurrillen unseres Lebensweges. Sie prägen unser

Denken und Fühlen, beeinflussen unser Körpererleben und unser Verhalten. Das ist für uns Menschen generell nützlich. Wir können so auf erworbenen Erfahrungen aufbauen und müssen nicht immer wieder von Neuem anfangen. Doch das kann auch Leid hervorrufen und verfestigen, wenn zum Beispiel Ängste chronisch werden, überhandnehmen und das Leben bestimmen, zumindest einschränkend beeinflussen.

Ich verwende gern den Begriff des Einhausens[72]. Er ist eine Übersetzung des altgriechischen philosophischen Fachbegriffs »oikeiosis«. Damit meinen wir, dass unsere Erfahrungen uns selbstverständlich werden und wir uns in ihnen und sie sich in uns einrichten.[73]

Erfahrungen im DDR-Alltag haben sich bei vielen Menschen eingehaust und sind zu Selbstverständlichkeiten geworden, die auch noch Jahrzehnte nach dem Untergang der DDR spürbar sind. Ich habe mehrmals darauf hingewiesen, dass mit dem Jahr 1989 zwar die DDR als Staat verschwand, aber die gesellschaftlichen Verhältnisse noch länger von der DDR bestimmt waren und auf die Menschen einwirkten. Trotz aller Veränderungen gab es auch Kontinuität, zum Beispiel in der Erziehung in Krippen und Schulen.

Besonders nachhaltige und langfristige Wirkungen haben traumatische Erfahrungen. Das Wort Trauma entstammt, wie in Kapitel 3 beschrieben, aus dem Altgriechischen und bedeutet Wunde. Doch nicht jede Wunde ist ein Trauma. In der Medizin werden Verletzungen als Traumata bezeichnet, die durch äußere Gewalteinwirkungen entstanden sind. Zu seelischen Traumata gehören drei Faktoren: Erstens werden traumatisierende Ereignisse von dem einzelnen Menschen als existenziell gefährdend erlebt. Zweitens übersteigen sie die Fähigkeiten des Einzelnen, sie zu bewältigen. Drittens haben sie nachhaltige Folgen für die

Seele und das Leben eines Menschen, die oft erst mit Zeitverzögerung sichtbar werden.

Nicht ein einzelnes Ereignis oder die Qualität bzw. das Ausmaß des Schreckens und der Gewalt reichen also zur Definition eines Traumas, sondern das Ereignis mitsamt den Wirkungen und Folgen. Für viele Menschen, insbesondere für Kinder, war die Flucht aus der DDR eine traumatische Erfahrung, ebenso politische Verfolgung, Gefängnis, Heimerziehung, beschämende öffentliche Selbstkritik und anderes mehr. Manche traumatisierten Menschen konnten und können dies verarbeiten, vor allem, wenn sie Mitgefühl, Parteilichkeit (dass jemand an ihrer Seite steht, gegen die Täter und Täterinnen) und Solidarität erfuhren und erfahren. Andere litten und leiden ihr Leben lang unter den Traumafolgen.

Welche Prozesse im Gehirn bei traumatischen Erfahrungen wirken

Im menschlichen Organismus gibt es einen Schutzmechanismus, der die Menschen vor und bei traumatisierenden Erfahrungen schützen soll. Im limbischen System des Gehirns, das für die Gefühlswelten »zuständig« ist, gibt es ein kleines Organ, die Amygdala oder den Mandelkern.[74] Jeder Sinneseindruck eines Menschen wird vom Thalamus (Teil des Zwischenhirns) erfasst und dann an die Amygdala weitergeleitet. Die Amygdala überprüft daraufhin, ob der Sinneseindruck ein Anzeichen für eine Bedrohung ist. Das geschieht in tausendstel Sekunden.

Wird der Sinneseindruck von der Amygdala als potenziell bedrohlich bewertet, nennen wir eine solche Sinneserfahrung »Trigger«. Das sind die möglichen Auslöser für ein Wiedererleben traumatischen Erlebens. Jeder Sinneseindruck kann ein Trigger werden, wenn er mit dem traumatisierenden Geschehen in Verbindung stand. Der Bahnhof wird zur unbewussten Erinnerung an die Flucht, das Knallen einer Tür an den Schuss eines Grenzsoldaten, der Geruch nach Fäkalien an die Schrecken des Jugendwerkhofes.

Dabei reagiert die Amygdala weniger auf Sinneseindrücke, die mit den erfahrenen in der traumatischen Situation genau identisch sind, sondern vor allem auf solche, die ihnen ähneln. Das gesamte Gedächtnis arbeitet mit Ähnlichkeiten. Wir Menschen erkennen eine bekannte Melodie, ganz gleich, ob sie von einem Sinfonieorchester oder einer Band gespielt oder solo gesungen wird. Wir wissen, dass eine Person die Freundin ist, die wir kennen, auch wenn sie braun gebrannt und mit neuer Frisur aus dem Urlaub kommt. Es zählt die Ähnlichkeit. Das gilt auch für die Erfahrungen aus der DDR-Zeit. Als ich kurz nach der Wende eines Abends durch Berlin-Friedrichshain ging, wurde ich plötzlich traurig, und ich wusste nicht, warum. Nach einer Weile merkte ich, dass in den Straßen ein bestimmter Duft lag, leicht modrig und staubig, der von den alten Häusern ausging. Dieser Duft erinnerte mich an meine Kindheit. In dem Gemäuer des Hauses, in dem meine Familie damals die meiste Zeit gewohnt hatte, waren die Einschusslöcher aus dem Zweiten Weltkrieg zu sehen, auch nach der Wende, 45 Jahre nach Kriegsende. Von ihnen ging der Geruch aus, den auch die Altbauten in der Ost-Berliner Straße, durch die ich ging, verströmten. Meine Traurigkeit entsprang meinen Kindheitserfahrungen, die durch mein Leibgedächtnis mobilisiert wurden, über die Ähnlichkeit der Gerüche.

Wenn über die Amygdala festgestellt wird, dass ein Sinneseindruck ein Anzeichen für eine lebensbedrohliche Situation sein kann, werden in extremer Geschwindigkeit Reaktionen des gesamten Organismus initiiert. Die Amygdala übernimmt »das Kommando«. Wie kann die Amygdala solch ultraschnelle Reaktionen bewirken? Sie umgeht den Hippocampus, worin die zweite Besonderheit besteht. Der Hippocampus als Teil des Gehirns fügt üblicherweise die vom Thalamus neu eintreffenden Erfahrungen zeitlich, räumlich und emotional zusammen und schafft ein inneres Bild, aufgrund dessen ein Mensch Wörter für das Geschehene finden und das er abspeichern kann. Normalerweise hilft steigende emotionale Erregung, den Hippocampus zu stimulieren. An den ersten Kuss werden sich noch viele Menschen erinnern. Doch wird in der extremen Notfallsituation die Erregung außergewöhnlich hoch, verliert der Hippocampus viele seiner Funktionen. Wenn ein Mensch vom Säbelzahntiger bedroht wird, wird alles, was nicht unmittelbar zum Überleben notwendig ist, abgeschaltet oder reduziert.

Diese Kurzschlussreaktion führt dazu, dass die Amygdala autonom das vegetative System aktiviert und damit das gesamte Stressprogramm mobilisiert, von der Adrenalinausschüttung bis zum Herzrasen. Gleichzeitig stellt die Amygdala unmittelbar eine direkte Verbindung zum Neocortex her, der die Erinnerungen üblicherweise speichert. Die Folge ist, dass in solchen Situationen oft gar kein zusammenhängendes Bild entsteht, an das sich der betroffene Mensch später erinnern kann. Da der Hippocampus auch dafür zuständig ist, die Erfahrungen der Menschen in Wörtern auszudrücken, ist es folgerichtig, dass traumatisierten Menschen oft die Wörter für das, was ihnen widerfahren ist, fehlen. Es bleiben in der Erinnerung der Amygdala und teilweise des Neocortex nur Fetzen, Fragmente, Bruchteile der Erinnerung, ein Geruch, die Erregung, Aktionen des vegetativen Nervensystems usw. Die fehlenden bzw. nur in Bruchstücken vorhandenen Erinnerungen, über die traumatisierte Menschen oft klagen, sind Ergebnis dieses Prozesses. Lisa A., die als Jugendliche aus der DDR geflüchtet ist, wundert sich deshalb:

»Ich weiß, dass die Flucht gemeinsam mit meinem Freund irre aufregend war. Aber ich weiß kaum noch was. Einzelne Momente sind scharf eingebrannt. Ich weiß noch, dass mir mein eigener Atem so laut vorkam. Auch andere Fetzen sind da. Aber durcheinander. Und sobald ich daran denke oder wenn ich im Fernsehen Flüchtlinge in Idlib oder an der Grenze zu Griechenland sehe, bin ich hochaufgeregt und angespannt. Fast wie damals.«

Menschen schrecken zusammen, wenn sie Feuerwehrsirenen hören. Für Flüchtlinge aus Kriegsgebieten kann sich das Donnern eines Gewitters wie ein Schuss anhören und sie geraten in Panik. Die Amygdala »passt auf« und schützt den Organismus. Deswegen wirken traumatische Erfahrungen besonders lange nach und können durch »Trigger«, wie schon erwähnt, immer wieder neu aktiviert werden. Die Kraft der Aktivierung kann durch Therapie oder andere Unterstützung gemindert werden, sodass Menschen sich traumatischen Erfahrungen nicht mehr ausgeliefert fühlen und sie eine bewusste Verbindung zwischen ihrer unmittelbaren und unkontrollierten Reaktion und ihrem traumatischen Erleben herstellen können. Doch die Bereitschaft des Organismus, auf Signale der Amygdala zu reagieren, bleibt als menschlicher Schutzmechanismus bestehen. Deswegen sind die Folgen traumatischer Erfahrungen für Menschen ein besonders langfristig aktives seelisches Erbe.

Warum wirkt das DDR-Erbe in der Seele auch noch in der nächsten Generation nach?

Die wichtigste Antwort auf diese Frage kreist um die Fähigkeit des Menschen zur Resonanz. Das Wort Resonanz entstammt dem Lateinischen re-sonare. Sonare heißt klingen – schwingen. »Re« bedeutet zurück bzw. hin und her. Es schwingt zwischen den Menschen etwas hin und her. Wir alle wissen, dass Lachen genauso wie Traurigkeit ansteckend ist. Die Resonanzfähigkeit lässt Mitgefühl mit anderen Menschen entstehen. Wir spüren den Schmerz oder die Freude des anderen auch in uns.

Unsere Untersuchungen und die anderer haben ergeben[75], dass durch die Fähigkeit des Menschen zur Resonanz traumatische und andere belastende Erfahrungen von Eltern an die nächste und übernächste Generation weitergegeben werden können. Wenn ein Kind merkt, dass der Vater oder die Mutter Kummer hat, versucht es aus Liebe, den Eltern zu helfen und deren Schmerz zu ergründen. Wird nicht darüber gesprochen, sondern wird, wie wir gesehen haben, das Tabu des Schweigens über diese Erfahrungen gelegt, dann strengen sich Kinder besonders an. Oft begleitet sie diese Anstrengung ihr Leben lang. Nur wissen sie dann nicht mehr, woher sie kommt.

Wenn Kinder den Schmerz der Eltern nicht ergründen können, dann wirkt das Geheimnis, das Tabu, wie ein schwarzes Loch, das alle Energie an sich zieht und verschlingt. Über diesen besonders intensiven Resonanzprozess spüren Kinder die Belastungen der Eltern. Das konkrete Trauma oder die konkrete Belastung erschließen sich ihnen oft nicht, aber die Folgen, die Ängste, die Schamgefühle, die Resignation und anderes mehr, breiten sich dann in den Kindern aus, ohne dass sie verstehen, woher diese stammen.

Das ist der Prozess, der das Wirken in die nächsten Generationen hinein erklären kann. Er wurde erforscht und beschrieben an den Folgen traumatischer Erfahrungen des Zweiten Weltkriegs und der Nachkriegszeit. Ich bin ihm auch in der therapeutischen Begleitung zahlreicher Menschen begegnet, zum Beispiel einer Mutter, die eine schwere Gewalterfahrung erlitten hatte, aber nie darüber reden konnte. Ihre Kinder spürten die Not. Sie kannten nicht die Quelle dieser Not, aber sie spürten in ihrer Resonanz die Ängste und den Schrecken. Zugespitzt kann man sagen: Wenn Menschen ihren Kindern oder Enkeln die Folgen einer hochbelasteten Erfahrung weitergeben wollen, dann sollten sie darüber schweigen.

Nun besteht die Alternative zum Schweigen nicht darin, dass Eltern ihren Kindern ungefiltert und ohne Rücksicht auf deren Alter und Konstitution ihre traumatischen Erfahrungen erzählen, sondern darin, dass sie sagen: »Ich habe einen Kummer und ich erkläre es dir später. Wenn du älter bist, erzähle ich dir, warum ich Kummer habe. Er hat nichts mit dir zu tun und du bist nicht schuld.« Das erlöst und erleichtert die Kinder ebenso wie die Erwachsenen von Anstrengung und Anspannung.

Deshalb ist es auch 30 Jahre nach der Wende so wichtig, dass Menschen über das DDR-Erbe in ihrer Seele und dessen Quellen mit ihren Kindern und mit ihren Enkeln reden: über ihre Gefühle und widersprüchlichen Erfahrungen, über ihre Verletzungen und ihr Glück, über ihr Bedauern und ihre Versäumnisse, über all das, was ihr Leben geprägt hat. Wie in der DDR das gesellschaftliche Schweigen das individuelle und familiäre Schweigen gefördert hat, so kann und sollte umgekehrt eine öffentliche Debatte über das DDR-Erbe in der Seele die Bereitschaft fördern, dass in den Familien darüber gesprochen wird. Vielen Menschen mit einem DDR-Erbe in der Seele fällt das schwer, weil das Schweigen Teil des DDR-Erbes ist. Und wenn sie es nicht für sich selbst und ihr Lebensglück tun, dann wünsche ich mir, dass sie es für ihre Kinder und Enkel tun. Dass sie sich ihnen zumuten (von muot, mittelhochdeutsch, sich ihnen mit der Seele, mit dem Gemüt zuwenden), um diese Kettenreaktion der Weitergabe von Einsamkeit, Ängsten, Anstrengung, Anspannung und all den anderen Spuren des DDR-Erbes, die ein erfülltes Leben erschweren oder verhindern, zu durchbrechen. Daran appelliere ich.

KAPITEL 17

FOLGEN DER VON POLITIK VERURSACHTEN TRAUMATA

In der DDR hat es ähnlich wie in der BRD und überall auf der Welt zahlreiche Ereignisse gegeben, die zu traumatischen Erfahrungen führten, zum Beispiel Vergewaltigungen, Überfälle, Verkehrsunfälle, gewalttätige Diskriminierungen wegen Herkunft oder sexueller Orientierung und dergleichen mehr. In der DDR kommt hinzu, dass eine große Anzahl Menschen politisch verursachte Traumata erleben mussten. Dazu gehören Menschen, die von Zwangsenteignungen betroffen waren oder eingesperrt wurden wegen Fluchthilfe oder politischen Ungehorsams. Die vielen Menschen, die geflüchtet sind, habe ich erwähnt. Ebenso die Kinder und Jugendlichen in den Krippen und Kindergärten, Schulen, Universitäten und Jugendwerkhöfen oder diejenigen, deren berufliche Lebensplanung durch Ausschluss von Schulen oder Universitäten verhindert wurde. All diese Erfahrungen müssen nicht in jedem Fall ein bleibendes Trauma, eine nicht verheilende Wunde, hervorrufen, doch bei vielen Betroffenen haben sie das getan.

Das DDR-Erbe in der Seele bedeutet deshalb für viele Menschen, mit den Folgen dieser politischen Traumata zu leben und in zahlreichen Fällen immer noch an ihnen zu leiden. Das Spektrum dieser Folgen ist so breit, dass ich nur die wichtigsten erwähnen möchte.

Posttraumatische Belastungsstörung

Zu den klassischen Symptomen einer Posttraumatischen Belastungsstörung (PTBS) gehören Flashbacks, Hocherregungen, Vermeidungsverhalten und emotionale Abflachung. Traumatisierte Menschen erleiden sie in unterschiedlicher Ausprägung. Sie gelten auch für politisch bedingte Traumata.

Wenn sich im Erleben eines Menschen aus einem aktuellen Anlass heraus früher erlebte, hoch belastende Szenen wiederholen, nennt man das Flashbacks. Die jetzige und die frühere Zeit verweben sich in einem sogenannten Zeitkollaps miteinander, zum Beispiel wie in der folgenden Erzählung von Elfriede Z. Das früher Erlebte wird so lebendig, als würde es jetzt geschehen:

»Ich habe vor Kurzem in einer Besprechung mit anderen zusammengesessen. Ein Kollege hat permanent mit dem Kugelschreiber gespielt und ihn immer wieder angeknipst, ausgeknipst, angeknipst, ausgeknipst. Ich begann zu zittern. Mir wurde übel und ich musste den Raum verlassen. Nach einigen Minuten hatte ich mich wieder beruhigt. Der Stasioffizier, der mich wochenlang jeden Tag verhörte, hatte auch diese Angewohnheit, mit dem Kugelschreiber zu spielen, ihn an- und auszuknipsen. Ob es Absicht war oder nur eine Marotte, das weiß ich nicht. Doch als mein Kollege das machte, war ich wieder bei der Stasi und das war nicht aushaltbar.«

Solche Flashbacks haben oft einen Anlass, einen Trigger, der sie hervorruft, wie hier der Umgang mit dem Kugelschreiber. Sie können jemanden aber auch »aus heiterem Himmel« überfallen. Dann sind die Trigger den Betroffenen meist nicht bewusst und sie halten sich für »verrückt«, wenn in ihnen solche Gefühle und Bilder entstehen.

Die zweite Traumafolge besteht in der Hocherregung. Elli N. erzählt davon:

»Ich bin mit meinem Freund damals kurz vor der Wende über Ungarn nach Österreich abgehauen. Das waren zwei Wochen Ausnahmezustand. Seitdem komme ich gar nicht mehr richtig runter. Kaum zu glauben, aber wahr. Ich bin immer noch hoch aufgeregt, nach so vielen Jahren, höher als früher und mehr als andere. Wenn ich Pausen machen möchte oder sogar wenn ich in Urlaub fahre, brauche ich zwei bis drei Tage, bis ich ein bisschen herunterfahren kann. Manchmal auch gar nicht. Und mir tut das leid, weil ich meine ganze Familie damit belaste, glaube ich.«

Eine Fluchterfahrung ist eine Hochbelastung wie alle traumatischen oder traumaähnlichen Ereignisse. Diese Erfahrung ist erregend. Wer sich als existenziell bedroht erlebt oder existenziell bedroht ist, und das waren diese Menschen, ist aufgeregt, sehr aufgeregt, und das nicht nur für ein paar Minuten, sondern oft über einen längeren Zeitraum. Bei vielen bleibt diese Hocherregung bestehen, auch die Tendenz, sich schnell aufzuregen und dann Schwierigkeiten zu haben, die Erregung wieder abzubauen. Dazu bräuchte es Halt und Geborgenheit in der Zeit nach der traumatischen Erfahrung. Aber das hatten viele Menschen nicht. Für Elli N. ging es nach der Flucht hocherregend weiter. Ein neues Land. Eine neue Umgebung. Neue Orientierung. Neue Arbeitssuche. Neue kulturelle und sprachliche Wendungen. Neue Herausforderungen. Sie kam nicht zur Ruhe.

Das dritte Symptom ist Vermeidungsverhalten, wie eine schon zitierte Frau mitteilt:

»Zur Strafe musste ich im Jugendwerkhof, den wir immer nur Jugendknast genannt haben, oft in eine Einzelzelle. Die war so klein, dass man sich gar nicht mehr hinlegen konnte, eng und dunkel ohne Fenster. Auch heute gehe ich nur Treppe, wenn es irgendwie geht. Ich kann

nicht in Fahrstühlen fahren. Die sind mir zu klein und zu eng. Auch alles andere, was klein, dunkel und eng ist, versuche ich zu umgehen.«

Wer extreme negative Erfahrungen gemacht hat, für den erscheint es sinnvoll, eine Wiederholung zu vermeiden. Auf Dauer aber kann ein solches Vermeidungsverhalten die Lebensmöglichkeiten verringern und belasten.

Das vierte Symptom einer Posttraumatischen Belastungsstörung wird als emotionale Abflachung bezeichnet, wie zum Beispiel Inge F. sie erlebt:

»Bei uns war immer alles lau in der Familie. Die Gefühle waren lau. Darüber wurde nicht geredet. Das wurde nicht gezeigt … war für mich irgendwie selbstverständlich. Dann habe ich gemerkt, dass das bei mir auch so ist und dass meine Kinder ganz andere Gefühle haben und ganz intensiv ihre Gefühle leben. Da merkte ich, dass bei mir etwas nicht stimmt. Das konnte ich nicht so wie meine Kinder und ich wollte es doch. Das übe ich jetzt.

Eine traumatische Erfahrung ist so hocherregend und von so intensiven Gefühlen, vor allem Ängsten, begleitet, dass eine Schutzreaktion der Betroffenen auch darin bestehen kann, die Gefühle abzudämpfen und abzumildern, manche sogar ganz abzuspalten. Auf dieses emotionale Schweigen bin ich in diesem Buch schon oft eingegangen. Problematisch wird es, wenn diese ursprüngliche Schutz- und Hilfsreaktion zum Alltag wird und auch in den Beziehungen zu den Kindern oder in Partnerschaftsbeziehungen zum Tragen kommt. Das kann Beziehungsmöglichkeiten einschränken:

»Ich liebe meine Frau, aber ich weiß oft nicht, was sie will. Sie wirft mir oft vor, ich käme nicht aus mir heraus, ich würde meine Liebe nicht zeigen. Dabei mache ich das doch, aber auf meine Art. Ich bin halt nicht so überschwänglich. Oft fehlen mir die Worte. Aber ich bin doch da. Sie ist doch alles für mich!«

Häufig wird die emotionale Abflachung begleitet von Ängsten, die sich manchmal als einzige Gefühle deutlich und intensiv zeigen. Die hochbelastende Situation, das politische Trauma hat Angst hervorgerufen und diese Angst bleibt und kann alle anderen Gefühle überlagern. Oft werden die Ängste verschwiegen und nicht mit anderen geteilt. So bleiben sie mächtig. Das Bemühen um ein intensiveres Gefühlsleben bleibt dann erfolglos, weil die Angst noch so mächtig ist und viele andere Gefühle überlagert oder »schluckt«. Wenn die Angst einen anderen Ausdruck findet und mit anderen geteilt werden kann, können Unterstützung, Wärme und Halt dazu führen, ihre Macht zu reduzieren, die emotionale Abflachung zu stoppen und das Gefühlsleben wiederzubeleben.

Weitere Folgen

Politisch bedingte Traumata können darüber hinaus weitere Konsequenzen haben. Viele meiner Gesprächspartner/-innen haben beschrieben, dass sie besonders fassungslos waren und sich extrem ausgeliefert fühlten. Und dies oft über einen längeren Zeitraum, wie Gerd M. erzählt:

»Ich war 28 Monate wegen angeblicher Unterstützung von Republikflucht in Bautzen und habe mich völlig ausgeliefert gefühlt. Man war nichts wert, gar nichts, nur eine Nummer. Mit uns konnte man jederzeit machen, was man wollte. Es war völlig unberechenbar. Ob wir uns im Sinne der Ordnung korrekt verhielten oder nicht, man konnte jederzeit bestraft werden, ohne zu wissen, warum. Die Willkür war das Schlimmste. Ich hatte gehofft, dass ich freigekauft werde, als ich gehört habe, dass es das gab. Aber wann, wie und ob, keine Ahnung. Und 28 Monate sind eine verdammt lange Zeit.«

Gerd M. wurde schließlich freigekauft und konnte die DDR dann verlassen.

Anna K. wurde nach sechs Wochen Untersuchungshaft mit Tag und Nacht strengen Verhören wieder freigelassen:

»Als ich wieder freikam, war ich anders und alles war anders. Ich hatte meine Arbeit verloren, musste irgendwo als Helferin arbeiten und hatte ständig Angst. Man hatte mir so gedroht. Die Angst war da. Bei jedem Anblick einer Uniform zuckte ich zusammen und die Panik stieg in mir hoch, dass sie mich gleich wieder mitnehmen.«

Bei politisch verfolgten Menschen kommt immer noch die Sorge um die Verwandten hinzu. Jeder DDR-Flüchtling ließ Menschen zurück. Jede/r politisch Verfolgte hatte Eltern oder Kinder, kannte liebe Menschen. Niemand wusste, was mit ihnen geschah, denn das DDR-System praktizierte die Sippenhaft. Wenn ein junger Mann den Dienst in der Volksarmee verweigerte, bekam die Schwester in der Regel keinen Studienplatz. Wenn eine 16-Jährige schwanger wurde, mussten die Eltern mit Strafen rechnen, zumindest beruflichen Nachteilen, weil sie ihre »sozialistische Erziehungsaufgabe« vernachlässigt hatten. Die Strafen hingen nicht nur davon ab, was jemand getan hatte, sondern auch von der Familienzugehörigkeit.

Weitere Folgen politischer Traumatisierungen seien hier kurz aufgezählt:

* *»Mir war es so, als würde ich ständig eine schwere Last mit mir herumtragen, eine schwere Last, die mich herunterzog.«* (Detlef A.) Das Gefühl einer großen Last, das durch die hohe Belastung durch politische Verfolgung verständlich ist, bestimmt oft die Atmosphäre in den Familien und wird auch an Kinder und Enkel weitergegeben.
* *»Ich konnte gar nicht mehr aufhören zu leisten. Ob das bei der Ar-*

beit war oder im Privatleben. Immer ging es darum, etwas zu schaffen und das gut, und erfolgreich zu sein. Egal ob ich noch konnte oder nicht, ob ich noch Kraft hatte oder am Ende war. Es ging immer um Leistung. Erst als ich merkte, dass ich diesen Leistungsdruck auch an meine Kinder weitergab und die anfingen, dagegen zu rebellieren oder sich zu verweigern, bekam ich das wirklich mit.« (Manfred V.) Wer eine traumatische Erfahrung macht und wer sich politischen Mächten ausgeliefert fühlt, ist ohnmächtig und wirkungslos. Also versuchen viele Menschen, durch Leistung wieder ein Gefühl der Wirksamkeit zu erlangen, um aus den unhaltbaren Ohnmachtsgefühlen herauszukommen.

* *»Als ich vier Wochen vor der Abschlussprüfung mein Studium abbrechen musste und von der Uni entfernt wurde, konnte ich nirgendwo anders mehr studieren. Es war aus. Ich sollte mich ›in der Produktion bewähren‹. Da war ich fertig. Ich trank zu viel und hing durch. Ich war nichts mehr wert und fühlte mich auch so. Irgendwann halfen mir zwei alte Freunde. Sie sagten: ›Willst du denen die Macht geben über dein Leben? Willst du dich von denen zerbrechen lassen?‹ Allmählich rappelte ich mich auf, aber allein ist das schwer.«* (Horst R.)
* *»Manchmal schrecke ich nachts auf und denke, das bist doch gar nicht du, der in der Firma Erfolg hat und die Abteilung leitet. Das kann doch gar nicht sein. Du bist doch ein Hochstapler.«* (Karla G.) Wer Erfahrungen politischer Traumatisierung und anderer schwerer Verletzungen machen muss, dessen Würde als Mensch wird nicht geachtet. Er wird als Objekt behandelt, das der Macht und den Mächtigen ausgeliefert ist. Das muss Auswirkungen auf das Selbstwertgefühl haben. Viele brechen in der Folge solcher Erfahrungen zusammen. Andere rappeln sich hoch und haben in mancher Hinsicht, vor allem beruf-

lich, Erfolg. Doch auch sie werden von dem gebrochenen Selbstwertgefühl immer wieder eingeholt und überfallen.

* *»Ich muss alles kontrollieren. Das hilft mir sehr, als Buchhalter und in der Verwaltung, aber im privaten Bereich gar nicht.«* (Georg F.) Erfahrungen politischer Traumatisierung sind fast immer mit Gefühlen und Erfahrungen des Ausgeliefertseins und des Kontrollverlustes verbunden. Sich dann wieder um Kontrolle zu bemühen ist ein Weg, dieser Entmachtung entgegenzuwirken und sich wiederaufzurichten. Doch das Bemühen um Kontrolle in kleinen wie in großen Dingen kann zu einem Zwang werden und das Leben beeinträchtigen.
* »Ich *bin damals über die Ostsee abgehauen nach Dänemark und kam dann nach Norddeutschland. Ich habe mich immer ausgeschlossen gefühlt. Das lag vielleicht daran, dass ich Flüchtling war und etwas anders gesprochen habe als die anderen und mich einfach nicht auskannte. Doch das Gefühl, ausgeschlossen zu sein, blieb. Und das war auch vorher schon so. Ich gehörte immer zur heimlichen Opposition, war in der Kirche aktiv und auch da gehörte ich nicht richtig zu der Gesellschaft. Alles musste geheim sein. Alles musste vorsichtig sein.«* Politisch Andersdenkende und Oppositionelle wurden in der DDR zu Staatsfeinden erklärt und aus dem gesellschaftlichen Mainstream ausgeschlossen. Das Gefühl, ausgeschlossen zu sein, blieb bei vielen und wurde wie die anderen Folgen oft auch an die Kinder weitergegeben.

Die Diagnose der »Posttraumatischen Belastungsstörung« oder des »Posttraumatischen Stresssyndroms«, deren wichtigste Symptome angeführt wurden, ist gängig in der Medizin und Psychotherapie. Doch sie hat einen gravierenden Mangel: »Die Krankheiten werden hier auf eine Anzahl von Symptomen reduziert, während die Ursache, die auslösende Situation, das soziale Umfeld, das diese Symptome hervorgerufen hat, nicht oder nur von vagem Interesse ist.«[76] Jede traumatische Erfahrung und insbesondere jede politische Traumatisierung ist in ihrem sozialen und politischen Zusammenhang zu sehen, auch und insbesondere in der DDR. Besonders deutlich wird das am Umgang mit den Folgen des Traumas. Als allgemeiner Grundsatz jeder Aktivität zur Linderung oder Heilung der Symptome gilt die Maxime: kein Täterkontakt. Wie sollte das gehen, wenn das politische System der DDR die Ursache der Verfolgung war? Wer von der Volkspolizei auf Anordnung der SED-Staatsmacht verhaftet und drangsaliert wurde, wird danach den Täter(inn)en und deren Symbolen täglich begegnen. Das führt wie jeder Täterkontakt dazu, dass die Wunden immer wieder aufgerissen und die Folgen der Traumatisierung chronisch werden.

Horst O. erzählt:

»Ich musste mit den anderen im Gefängnis jeden Tag vor der roten Fahne singen und salutieren. In dünner Kleidung, auch bei klirrender Kälte. Nachdem ich entlassen wurde, blieb ich anfangs vor jeder roten Fahne stehen und mein Arm wollte salutieren. Ganz automatisch. Dann wurde es besser. Aber mir wird heute noch übel, wenn ich eine rote Fahne sehe.«

Die Kinder und das Alleinsein danach

Zwei besondere Aspekte des DDR-Erbes in der Seele durch politische Traumatisierung sind noch erwähnenswert. Der erste besteht darin, dass die Folgen für die Kinder zu wenig beachtet werden. Die Traumaforschung hat eindeutig ergeben[77], dass es reicht, Zeuge eines Traumas zu sein, damit die Folgen der Traumatisierung die gleichen sind wie beim unmittelbaren Opfer.

Die Kinder waren beteiligt insbesondere bei Fluchtprozessen, aber viele waren auch Zeugen, wenn zum Beispiel der Vater oder die Mutter von der Polizei abgeholt wurde. Sie haben politische Verfolgungen und politische Gewalt gespürt und mitbekommen, auch wenn darüber nicht geredet wurde. Das hat viele Kinder überfordert. Sie litten in der Folge an Ängsten, die sie oft hartnäckig als Erbe in der Seele ihr Leben lang begleiteten und begleiten.

Der zweite Aspekt betrifft die Zeit nach dem traumatischen Ereignis. Meine Frau und Kollegin Gabriele Frick-Baer hat erwachsene Frauen, die als Kinder sexuelle Gewalt erlebt hatten, befragt, wie sie die Zeit nach der traumatischen Erfahrung erlebt haben.[78] Alle haben sich in der Zeit danach allein und alleingelassen gefühlt: »*Am schlimmsten war das Alleinsein danach.*« Das traumatische Ereignis ist schlimm und kann durch nichts ungeschehen gemacht werden. Es ist die Zeit danach, die darüber entscheidet, ob die Wunde heilen kann oder nicht. Und in ihr liegt eine große Chance. Ein gebrochenes Bein braucht vielleicht eine Operation, eine Schiene, Schmerzmittel, Verband, gute Begleitung, nette Musik, Trost und vieles mehr. Auch die seelischen Wunden brauchen Hilfe und Begleitung, damit sie heilen können. Sie brauchen offene Ohren und offene Herzen und einen wachen Geist anderer Menschen, die das Leiden der Einzelnen – wie im Fall des DDR-Erbes – am politischen System würdigen. Sonst schmerzen diese Wunden auf Dauer, wie Otto M. bestätigt.

»Als ich aus dem Knast kam, war ich wie ein Aussätziger. Meine Frau war weg. Kaum einer redete mit mir oder nur das Oberflächlichste. Ich wurde von allen schief angeguckt.«

Dieses Alleinsein danach führte bei vielen politisch traumatisierten Menschen dazu, dass die Wunden offen blieben oder nur oberflächlich vernarbten, und das seelische Erbe vertieften und chronifizierten. Was Menschen wie Otto M. brauchten und immer noch brauchen, sind Gespräche und Trost, einen Austausch, der Trauer, Zorn und andere Gefühle zulässt und sie Schritt für Schritt darin unterstützt, sich wieder in der Welt zurechtzufinden, sich neu einzurichten und Geborgenheit zu erfahren.

KAPITEL 18

»Ich grübele immer darüber nach, was ich falsch gemacht habe«

DIE SCHULD DER TÄTER UND DIE SCHULDGEFÜHLE DER OPFER

In meinen Gesprächen mit Menschen aus der DDR bin ich nur wenigen begegnet, von denen ich wusste oder die durchblicken ließen, dass sie Täter/-innen in der DDR waren. Aber alles, was ich gehört und von Kolleg(inn)en mitbekommen habe, weist darauf hin, dass fast alle Täter/-innen keine Schuldgefühle haben, sie zumindest nicht äußern oder zeigen und sich schon gar nicht zu ihrer Schuld bekennen. Immer haben sie nur Befehle ausgeführt. Immer waren es die anderen. Immer haben sie nur das Beste gewollt.

Wenn von Schuld die Rede ist, dann meine ich nicht die kleinen Fehler, die wir alle begehen, oder Verletzungen, die wir im Alltag, oft ohne Absicht, anderen Menschen zufügen. Das ist menschlich und gehört zum Leben. Ich spreche von der großen Schuld, den Taten der Entwürdigung durch Gewalt und Beschämung oder Erniedrigung. Taten, die Menschen bewusst verletzen und oft in ihren Grundwerten erschüttern. Taten, die nachhaltig wirken.

Viele Täter und Täterinnen haben Schuld, aber wie gesagt keine Schuldgefühle. Edgar G. hat mich nach einem Vortrag angesprochen, in dem ich erwähnt hatte, dass ich mich mit dem DDR-Erbe in der Seele beschäftige. Er bot sich an, mir ein Interview zu geben, »*um einiges mal richtigzustellen*«. In dem Gespräch stellte sich schnell heraus, dass er bei der Stasi tätig gewesen war als Offizier in der Hauptverwaltung Aufklärung (HVA). Diese war für die Auslandsaufklärung (Spionage) zuständig, beschäftigte sich aber auch mit der Verfolgung von Oppositionellen aus der DDR, die ausgewandert oder geflohen waren, oder mit Menschen, die Oppositionelle in der DDR unterstützten. Dies reichte von Informationssammlung über Verleumdungen bis hin zu Sabotageakten und Morden.

Er betont am Anfang des Interviews:

»Alle schimpfen immer nur auf die Stasi. Wir wären an allem schuld. Dabei waren wir doch nur Schwert und Schild der Partei. Nach der Zerstörung der DDR wurde alles nur auf die Staatssicherheit geschoben. Wir mussten für alles herhalten.«

In dieser Hinsicht musste ich ihm recht geben. Die Stasi wurde als »Schild und Schwert der Partei«, der SED, gegründet und folgte den Befehlen der SED-Führung. Als während und nach der Wende die Stasi in den Mittelpunkt des Interesses rückte, hatte dies zwei Seiten. Zum einen wurden zu Recht zahlreiche Verbrechen der Staatssicherheit und damit des Überwachungsstaates aufgedeckt und angeprangert. Zum anderen rückte mit der Fokussierung auf die Stasi die Verantwortlichkeit der SED für das DDR-Regime bis auf wenige Ausnahmen in Verfahren gegen Führungspersonen in den Hintergrund. Von der SED erhielt die Staatssicherheit ihre Befehle, als deren »Schild und Schwert« handelte sie.

Im Interview frage ich anschließend nach, inwieweit er sich verantwortlich oder auch schuldig fühlt für die Taten der Staatssicherheit und insbesondere seine eigenen Aktivitäten. Er wehrt dies ab:

»Ich war ja erst Ende 30, als die DDR liquidiert wurde. Wir wa-

ren keinerlei Verbrechen schuldig. Alles, was wir gemacht haben, geschah auf Befehl von oben und stand im Einklang mit den Gesetzen der DDR.«

Eine solche Haltung treffen wir bei vielen Menschen an, die sich Verbrechen und Verletzungen anderer schuldig gemacht haben. Sie haben keine Schuldgefühle. Sie hätten ja nur Befehle ausgeführt. Es »überkam« sie nur: Alkohol, Mangel an Anerkennung, die Gesellschaft -- oder irgendeine höhere Macht hat sie dazu gebracht, anderen Menschen Gewalt anzutun. Kriminelle, Stasi-Offiziere, nationalsozialistische Täter/-innen und andere Verbrecher quälen ihre Opfer – das weiß ich aus meiner therapeutischen Arbeit – auch im Nachhinein weiter mit ihrer Schuldgefühls-, Mitgefühls- und Mitleidslosigkeit. Schuldgefühle existieren nicht oder werden abgespalten. Die Verantwortung der »ganz normalen« Täter/-innen in der DDR wird auf die »da oben« geschoben, eine Haltung, der wir schon oft in diesem Buch begegnet sind und der wir auch immer wieder begegnen werden.

An die Stelle von Schuldgefühlen tritt bei diesen Menschen ein Gefühl, das wir »Gefühl der Gefühllosigkeit« nennen. Auch wer nichts spürt, spürt etwas, nämlich dass er nichts spürt. Deswegen ist das Gefühl der Gefühllosigkeit ein Platzhalter für andere Gefühle.[79]

Der Schriftsteller und Philosoph Pascal Mercier hat dieses Gefühl einmal als »erstarrte seelische Lava« bezeichnet.[80]

Mit diesem Gefühl der Gefühllosigkeit wurde kein Mensch geboren. Jedem Menschen wohnt die Fähigkeit zu Gefühlen inne. Besonders wichtig im Zusammenhang mit Schuld oder Schuldgefühlen ist das Mitgefühl. Über das Mitgefühl können wir den Schmerz der anderen spüren. Doch wenn uns selbst zu viel Schmerz, Verachtung, Entwürdigung, Gewalt, Beschämung zugefügt wurde, dann sind diese Erfahrungen manchmal nicht aushaltbar und die Gefühle werden in der Folge so betäubt, dass es unmöglich wird, sie zu empfinden. Das Gefühl der Gefühllosigkeit ist also, um es noch einmal zu betonen, zum einen eine Folge traumatischer Erfahrungen der Opfer und eine Bewältigungsstrategie zum psychischen Überleben von Unaushaltbarem. Daran leiden viele Opfer von sexueller und anderer Gewalt, die in sich den Mangel an Lebendigkeit spüren, aber zum Mitgefühl und Mitleid mit anderen, oft mehr als sich selbst gegenüber, bereit und fähig sind. Zum anderen aber kann das Gefühl der Gefühllosigkeit, aus welchen Quellen auch immer es sich speisen mag, zu konsequenter Mitleids- und Mitgefühlslosigkeit gegenüber anderen Menschen führen. Aus der emotionalen Kälte wird dann Verrohung und die Personen können zu Täter(inne)n werden. Meist erstreckt sich auch bei Täter(inne)n das Gefühl der Gefühllosigkeit nicht über alle Bereiche des Gefühlslebens. Es gibt oft Ausnahmen und Enklaven in der Gefühllosigkeit, wenn zum Beispiel ein Mörder gegenüber anderen Menschen völlig verroht ist, aber gegenüber seinem Kanarienvogel vor Liebe überfließt. Doch entscheidend ist, dass wesentliche Bereiche des Gefühlslebens dumpf und betäubt sind. Aus solchen Menschen ohne Mitgefühl und meist sehr abgestumpftem Gefühlsleben rekrutierte sich das Kernpersonal von Organisationen wie der Stasi, die sich selbst oft darin lobten und bekräftigten, dass sie »nicht sentimental« sind.

Der Hauptfaktor, warum Täter/-innen oft Schuld haben, aber keine Schuldgefühle empfinden, ist das fehlende Mitgefühl, das ihnen irgendwann aberzogen und ausgetrieben wurde. Wer Mitgefühl hat, spürt den Schmerz der anderen und das bremst eigene verletzende Taten. »Ohne Mitgefühl keine Liebe, ohne Mitgefühl keine Hilfsbereitschaft, keine Solidarität«[81].

Schuldgefühle ohne Schuld

Bei den Opfern ist das oft umgekehrt. Sie haben Schuldgefühle, aber keine Schuld. Anita S. erzählt:

»Ich machte mal einen Witz im Betrieb über die Parteiführung, der in die falschen Ohren kam. Andere konnten Witze machen, da passierte nichts. Bei mir war es anders. Vielleicht hatte ich schon Eintragungen in meiner Akte. Ich weiß es nicht und möchte es auch nicht mehr wissen. Ich wurde öffentlich beschuldigt, vorgeführt und angeklagt. Ich sollte Selbstkritik äußern. Es war die Hölle. Ich wurde als antisozialistisches Element bezeichnet und für meine Kinder hatte es schlimme Auswirkungen für ihre Ausbildung. Ich war irgendwann völlig daneben und begann selbst zu glauben, dass ich etwas falsch gemacht hatte. Ich verstand mich und die Welt nicht mehr. Ich war durch. Ich kam dann in einen anderen Betrieb und wurde von allen schief angesehen, wie aussätzig. Ich kam mir selbst vor, als hätte ich ganz viel Schuld auf mich geladen.«

Hier sind die Schuldgefühle nicht das Ergebnis von schuldhaftem Handeln, sondern die Folge massiver und andauernder Beschuldigungen, denen die Betroffenen ausgesetzt waren. Anita S. hatte sich lediglich geirrt, weil sie die Menschen ihrer Lebensumwelt falsch eingeschätzt und die Macht und die Willkür des Regimes unterschätzt hatte.

Es gibt aber auch Schuldgefühle ohne Beschuldigungen und erst recht ohne Schuld:

»Ich war im Jugendwerkhof und bin dort oft geschlagen und zweimal vergewaltigt worden«, erzählt Maria V. Und sie fährt fort: *»Seitdem bin ich fix und fertig. Ich grübele immer darüber nach, was ich falsch gemacht habe. Ich denke immer, ich hätte es doch verhindern müssen. Vielleicht hätte ich anders gucken sollen oder nicht so frech sein sollen … Ich weiß es nicht. Mein Verstand sagt mir, dass das alles*

nichts geändert hätte. Das System war so brutal und ich war dem ausgeliefert. Doch irgendetwas in mir fühlt sich schuldig, fühlt sich mitverantwortlich, weil – das kann doch nicht einfach so sein, wie es war.«

In meiner therapeutischen Begleitung von Menschen, die Gewaltopfer geworden sind, habe ich sie zahlreich kennengelernt, die »Schuldgefühle der Opfer« und die »Schuldgefühle der Überlebenden«. Fast alle Opfer sexueller oder anderer Gewalt haben Schuldgefühle, ohne dass sie Schuld auf sich geladen haben.[82] Viele Überlebende des Holocaust fühlten sich schuldig, dass sie überlebt haben und andere nicht. Der Wissenschaftler William G. Niederland hat viele Jahre lang mit überlebenden Opfern des Holocaust gesprochen und gearbeitet. Er fasst seine Erfahrungen zusammen: »Worin vielleicht die bitterste Ironie des verfolgten Schicksals und dessen ganze Tragik enthalten ist, dass nämlich nicht die Täter, sondern die Opfer der unmenschlichen Verbrechen sich fortan schuldig und gebrandmarkt fühlen.«[83]

Warum fühlen sich so viele Opfer schuldig, ohne schuldig zu sein? Der wahrscheinlichste Grund liegt darin, dass die Betroffenen ausgeliefert und ohnmächtig waren beziehungsweise sich ausgeliefert und ohnmächtig fühlten. Diese Gefühle sind für uns Menschen kaum oder nicht aushaltbar. Um der radikalen und existenziellen Ohnmacht wenigstens teilweise entgegenzuwirken, um einen letzten Rest menschlicher Würde angesichts der Unmenschlichkeit zu retten, suchen wir unbewusst nach eigenen Anteilen der Verantwortung. Die Folge sind Schuldgefühle ohne Schuld.

Seit in der Holocaustforschung die »Schuldgefühle ohne Schuld« beobachtet und auch als »Schuldgefühle der Opfer« beschrieben wurden, weiß man, dass sie in der Gefühlswelt vieler Opfer eine große Bedeutung haben. Sie entstehen mit hoher Wahrscheinlichkeit, wenn Menschen entwürdigenden Gewalterfahrungen ausgeliefert waren. Oft bleiben diese Schuldgefühle diffus und wirken noch Jahre später, ohne dass von den Betroffenen dann ein konkreter Anlass festgestellt werden kann. Die Verbindung zum ursprünglichen Anlass ist nicht mehr bewusst.

Lena F. erzählt:

»Ich bin als junges Mädchen in der DDR vergewaltigt worden. 1986. Das war schrecklich. Und es war schrecklich, wie danach mit mir umgegangen wurde. Alle taten so, als wäre ich selber schuld. Ich hatte ganz kurze Haare und war so punkmäßig angezogen. Da konnte man doch nur selber schuld sein. Mir drohte sogar, in einen Jugendwerkhof eingewiesen zu werden. Und natürlich machte ich mir selbst Vorwürfe. Hätte ich doch … was, weiß ich nicht. Mich mehr gewehrt? Nicht diesen Weg entlanggegangen? … Alles durcheinander, Hauptsache Vorwürfe. Und seitdem komm ich kaum zur Ruhe. In den letzten zwei, drei Jahren mit meinem neuen Partner geht es besser. Vorher war ich mit mir im Krieg.«

Lena F. erfuhr Beschuldigungen und erlebte die Schuldgefühle der Opfer. In jedem Fall bekam sie keine Unterstützung, keinen Trost, keine Solidarität. Also blieben die Unruhe und der innere Unfrieden ihre Begleiter.

Schuldgefühle und innerer Frieden

Solange Menschen unter Schuldgefühlen leiden, finden sie oft keinen inneren Frieden. Schuldgefühle beunruhigen. Ganz gleich aus welcher Quelle sie stammen. Sie führen zu einer inneren Zerrissenheit, zu Aufgeregtheit, manchmal zu einem Krieg mit sich selbst.

Monika G. erzählt:

»Ich war immer unruhig. Ich habe auch viel Angst gehabt. Ich habe

mir um alles Gedanken und Sorgen gemacht. Unruhig war ich eigentlich immer, solange ich mich erinnern kann. Zumindest als Erwachsener. Ich fand mich falsch, ich fand mich dumm … Ich weiß nicht, wie ich es sagen soll. Irgendetwas war immer. Ich war irgendwie im Krieg mit mir, immer unzufrieden. Was Selbstbewusstsein ist, wusste ich nicht. Ich wusste nie, woher das kommt. Aber ich war mir ganz sicher, daran war nur ich schuld. Ich hätte mich ja nur mehr zusammenreißen müssen. Aber ich habe es nicht gepackt. Erst in der Therapie habe ich gemerkt, dass das alles mit der Vergewaltigung im Jugendlager zusammenhing. Das hat mich damals so ziemlich in den Abgrund geworfen. Ich war ja erst dreizehn und seitdem war ich aus der Spur. Als ich das merkte, war nicht gleich alles mit meinen Schuldgefühlen und meiner ganzen Unruhe vorbei. Aber es wurde erträglicher. Und nach und nach kam ich auf den Weg, mit mir selbst ein bisschen Freundschaft zu schließen.«

Wie Monika G. fühlten und fühlen sich viele Opfer von Gewalt und anderen traumatischen Verletzungen »aus der Bahn geworfen«. Eine Vergewaltigung beunruhigt, und dies nachhaltig. Der innere Frieden ist dahin. Angst und Schuldgefühle bestimmen das Leben.

Das muss nicht so sein. Entscheidend ist, wie schon im vorigen Kapitel erwähnt, die »Zeit danach«.

Monika G. erzählt weiter:

»Meine *Eltern haben das damals nach dem Ferienlager direkt angezeigt, weil sie merkten, dass ich so anders war, und ich es ihnen dann erzählt habe. Ich wurde vernommen, aber die beiden Jungs haben das abgestritten. Ihr Wort stand gegen meines. Sie waren zwei Männer – ich ein Mädchen. Deren Eltern waren in der Partei, meine nicht. Also verlief alles im Sand. Keiner hat mir wirklich geglaubt außer meiner Mutter. Aber sonst niemand. Und ich fing selbst an zu zweifeln, was gewesen war, und dachte, ich könnte ja auch verrückt sein. Ich habe mich so was von beschmutzt und alleingelassen gefühlt. Das war schrecklich.«*

Wenn Betroffenen in der Zeit danach nicht geglaubt wird, wenn sie keine Unterstützung, keine Fürsorge, keine Solidarität erfahren, dann nisten sich die Folgen der traumatischen Erfahrung zumeist im Erleben der Menschen ein. Die Traumafolgen können nicht heilen. Ereignisse mit dementsprechenden Traumafolgen gab und gibt es in der alten wie in der neuen BRD ebenso wie in der ehemaligen DDR. Dieses »Alleinsein danach« wurde über die gängige Frauenverachtung und Tätersolidarität hinaus begünstigt, oft kamen noch politische Faktoren hinzu. In der DDR wurde propagiert, dass es im Sozialismus keine bzw. immer weniger Gewalttaten gebe. Dies war nicht der Fall. Also wurden Statistiken geschönt und Gewalttaten verschwiegen. Wenn die Wirklichkeit nicht so war, wie sie sein sollte, dann wurde sie beschönigt und jedem Menschen, der etwas anderes sagte, wurde zumindest unterstellt, den Sozialismus zu gefährden. Und es wurden ähnlich wie bei Monika G. und den beiden jungen Männern Taten von Menschen, die zur herrschenden Schicht gehörten (die Mutter war SED-Funktionärin, der Vater Parteimitglied und Betriebsleiter), bei Weitem nicht so geahndet wie bei anderen Menschen.

Die Schuldgefühle der Opfer können auch in die nächste Generation weitergegeben werden, insbesondere, wenn sie verschwiegen werden und die Kinder sie nur erahnen können.

Ich selbst hatte viele Jahre meines Lebens das Grundgefühl, immer etwas falsch zu machen. Wenn jemand etwas an mir kritisierte oder mich auch nur kommentierte, dann entstanden in mir Reaktionen auf zwei Ebenen. Auf der einen Ebene konnte ich mich mit der Kritik gut auseinandersetzen, sie teilweise annehmen oder je nachdem, worum es ging, zurückweisen. Auf der anderen Ebene entstand ein Gefühl der Verunsicherung und Schuld: Ich habe etwas falsch gemacht. Und in der Konsequenz: Ich bin falsch.

Diese Schuldgefühle waren eine Folge meiner eigenen Gewalterfahrungen, doch hatten sie noch eine andere Quelle. Sie entstammten den Gewalterfahrungen meiner Eltern, vor allem meines Vaters. Dieser hatte im Krieg Schreckliches erlebt und beide Elternteile waren mit familiären Gewalterfahrungen groß geworden. Ob sie sich schuldig fühlten, Schlimmes getan zu haben, weiß ich nicht. Sicher bin ich mir, dass auch sie unter den Schuldgefühlen der Opfer litten wie ich, auch wenn sie nicht darüber sprechen konnten. Das soll weder ihr noch anderes Verhalten der älteren Generationen entschuldigen, aber wenigstens erklären.

Konny N. erzählt:

»Ich bin viele Jahre lang wie auf rohen Eiern durchs Leben gelaufen. Nie wollte ich irgendwo anecken. Wenn irgendetwas passiert, wenn es ein Problem gibt, war ich schuld. Das wusste ich. Das war für mich so selbstverständlich. Dafür hatte ich keine Worte und dachte früher auch gar nicht darüber nach. Als meine Tochter krank wurde, war ich schuld, weil ich etwas falsch gemacht hatte. Als ich Kopfschmerzen bekam, war ich selbst schuld. Wenn das Auto kaputt war, das Essen nicht schmeckte, unser Hund so laut bellte, dass sich die Nachbarn beschwerten – immer war ich schuld. Dann setzten mein Denken und mein Verstand völlig aus. Das war ein Reflex. Bis ich dann merkte, dass das eigentlich die Schuldgefühle meiner Eltern waren. Die waren Täter in der DDR. Sie haben viel Mist gemacht. Und sie waren auch Opfer. Auch sie wurden drangsaliert. Über beides wurde nicht gesprochen. Die wissen nicht einmal, wie man das Wort Schuld schreibt. Erst in der Therapie habe ich gemerkt, dass ich ein Staubsauger für deren Schuldgefühle geworden bin und alles in mich übernommen habe. Da

rauszukommen ist schwer, aber das schaffe ich. Schon das zu wissen, hilft mir sehr.«

Ob Konny N.s Schuldgefühle Ausdruck und Nachhall der elterlichen Schuldgefühle als Opfer waren oder der Schuldgefühle, die die Eltern als Täter eigentlich hätten empfinden sollen, aber nicht empfunden haben, lässt sich nicht mehr feststellen, zumindest nicht im Interview. Darauf kommt es nicht vorrangig an. Wichtig ist, dass Konny N. gemerkt hat, dass sie Schuldfühle ihrer Eltern mit sich trägt, ein erster Schritt, sich von ihnen zu befreien.

Die Schuldgefühle ohne Schuld sind in jeder Hinsicht ein schwerwiegendes DDR-Erbe in der Seele. Entscheidend ist, sie zu erkennen und zu benennen. Viele Betroffene sagen, wie wichtig, wie erlösend es für sie wäre, wenn Täter/-innen ihnen gegenüber ihre individuelle Schuld erkennen und anerkennen würden. Da mit Letzterem, wie gesagt, nur in den seltensten Fällen zu rechnen war und ist, sind sie auf andere, um die Schuld wissende und sie würdigende Menschen angewiesen. Denn dann können die Quellen von Schuldgefühlen konkret identifiziert werden, sodass ihre Macht allmählich reduziert wird. Menschen können dann für sich, ihr Leben und ihr Handeln die Verantwortung übernehmen dafür, was für sie richtig und falsch ist.

KAPITEL 19

ZUKUNFT BRAUCHT HERKUNFT

Das DDR-Erbe in der Seele wirkt nachhaltig und über die Generationen hinweg. Die Augen vor diesem Erbe zu verschließen, hilft weder dem Einzelnen noch der Gesellschaft. Wir müssen mit dem Erbe in uns und in unserer Gesellschaft leben und uns damit auseinandersetzen. Der Blick auf die Biografie jedes einzelnen Menschen und auf die politischen und gesellschaftlichen Verhältnisse in der DDR sind dabei nicht zu trennen. Das ist meine Überzeugung.

Das seelische Erbe der DDR ist vielfältig: bunt und grau, schmerzlich und freudig, schrecklich und verklärend, laut und meist still und leise. Für jede Person wird etwas anderes von besonderer Bedeutung sein. Wenn ich all das, was ich in diesem Buch beschrieben habe, verdichte und herausarbeite, was gesellschaftlich aktuell von besonderer Bedeutung ist, dann stechen drei Kerninhalte hervor, ein positiver und zwei negative.

* Das Selbstbewusstsein, die Initiative und Verantwortungsbereitschaft zahlreicher Frauen, die in der DDR aufgewachsen sind, oder ihrer Kinder sind ein positives Erbe. Anpacken statt lamentieren, Verantwortung übernehmen statt nur Forderungen und Erwartungen für das eigene Wohlergehen an andere zu stellen, das ist eine große Kraft im familiären Umfeld wie in der gesamten Gesellschaft. Dies gilt auch für die vielen Bürger/-innen in den neuen Bundesländern und den Geflüchteten in ganz Deutschland, die es geschafft haben und schaf-

fen, die Folgen der Flucht und des DDR-Zusammenbruchs zu bewältigen und neu zu beginnen. Ob man dies als DDR-Erbe bezeichnen kann oder als Entwicklung »trotz der DDR«, ist müßig. Es ist ein positives Erbe für viele Menschen und die Gesellschaft.

Die Bescheidenheit, die häufig mit dieser gestaltenden Kraft einhergeht, die Selbstverständlichkeit, mit der Menschen ihr Licht unter den Scheffel stellen, führen dazu, dass diesem positiven Erbe kaum Aufmerksamkeit geschenkt wird. Ein Licht, das unter den Scheffel gestellt wird, leuchtet gar nicht oder zumindest nicht so hell wie andere Lichter. Erst recht erzwingt es nicht so viel Aufmerksamkeit wie ein aufflackernder Scheinwerfer, der in der Lage ist, andere Menschen kurzfristig anzustrahlen, aber auch zu blenden. Mir ist diese Bescheidenheit persönlich sympathischer als das Blendwerk manch anderer. Diese mit hoher Kompetenz verbundene Bescheidenheit habe ich übrigens auch bei Männern aus der DDR angetroffen. Nicht nur in den Interviews, sondern auch im privaten und beruflichen Umfeld. Alle männlichen Kollegen mit DDR-Geschichte, denen ich begegnet bin, zeichneten sich durch ruhige Sachlichkeit, fachliche Kompetenz, große Bescheidenheit und die Unfähigkeit zur Angeberei aus.

* Durch die verbreitete Tabuisierung von Ängsten und anderem Leid, durch die Erfahrung von Scheinwelten und selbstverständlicher Doppelzüngigkeit ist der Austausch von Gefühlen bei vielen verkümmert. Das zeigt sich in vielen Familien, vor allem im Austausch zwischen den Generationen. Und das hat gesellschaftliche Folgen: Wenn Leid nicht Leid genannt wird, wird das Leiden chronisch und bleibt unterirdisch, unbewusst. Wenn Schmerz nicht gezeigt werden

darf, dann werden Fassaden aufrechterhalten, die zusammenbrechen können oder in Depression münden. Oft ist zu hören und zu lesen, dass die »guten Seiten« der DDR gewürdigt werden sollten. Ich sage: Zuallererst muss das Leid der Menschen gewürdigt werden, müssen die Opfer der DDR gewürdigt werden, und das sind nicht nur die Mauertoten, das sind alle, die unter der politischen Verfolgung, der Flucht, dem Eingesperrtsein, der Tabuisierung, den Spaltungen usw. gelitten haben und leiden. Insbesondere die Tabuisierungen und die damit einhergehende Verkümmerung des emotionalen Austausches hinterlassen nachhaltige Spuren. Und dann können wir uns gerne den guten Seiten zuwenden – nicht den guten Seiten »der« DDR, aber den Menschen, die das Leben in der DDR für sich und andere lebenswert und gut gemacht haben.

* Die DDR war eine politische Diktatur. Der politische Boden diese Diktatur bestand in dem Vasallenstatus zur Sowjetunion. Der gesellschaftliche Boden dieser Diktatur waren die autoritäre Erziehung und die Förderung autoritärer Persönlichkeitsstrukturen. Das knüpfte an die autoritären Erziehungsstrukturen der vorherigen Jahrzehnte an. Die DDR war wie ein Kühlschrank, in dem diese autoritären Haltungen von 1945 bis 1989 haltbar bleiben konnten, während sich in der BRD (und in vielen anderen Ländern) seit Beginn der Sechzigerjahre und spätestens ab 1968 im gesellschaftlichen Bewusstsein eine Wandlung vollzog. Das seelische Erbe der DDR zeigt sich bei vielen darin, dass denen »da oben« alle Macht zugewiesen wird, im Guten wie im Schlechten. Gesellschaftlich zeigt es sich in politischen Strömungen, nach de-

ren Auffassungen »die da oben« an allem Schuld haben und durch andere »da oben« ausgetauscht werden müssen.

Zukunft braucht Herkunft. Dieser Satz des Philosophen Odo Marquard fordert eine kritische Besinnung und Auseinandersetzung mit der Vergangenheit. Wer die Geschichte der DDR nicht betrachten, sie nicht wahrhaben und sich nicht damit auseinandersetzen will, kann dem unbewusst wirkenden Erbe nur hilflos gegenüberstehen. Wenn der Boden brüchig wird, wenn das »Wir« zu einem Umherirren zwischen Fremden wird, hilft der Blick zurück.

Dass es auch lange Zeit nach der Wiedervereinigung unterschiedliche Biografien und unterschiedliche gesellschaftliche Erfahrungen und Prägungen gibt, ist nicht verwunderlich. In diesem Buch wurde bislang – das hoffe ich zumindest – deutlich, dass es im Osten wie im Westen, in der DDR wie in der alten BRD, gemeinsame Erfahrungen gibt UND Unterschiede. Wir haben in Deutschland ein gemeinsames seelisches Erbe, das vor allem durch die Erfahrungen mit Nationalsozialismus und Krieg gezeichnet ist. Das gemeinsame Erbe des Nationalsozialismus, aber auch das Erbe der DDR-Diktatur vereint die große Mehrheit der deutschen Bevölkerung in dem Streben nach Freiheit und Demokratie, nach einem friedlichen Europa und der Wahrung der Menschenrechte. UND es gab und gibt unterschiedliche Entwicklungen, die sich in Differenzierungen des seelischen Erbes ausdrücken. Es gibt ein besonderes DDR-Erbe in der Seele, wie ich es beschrieben habe, UND es gibt ein besonderes BRD-Erbe in der Seele, das unter anderem durch die Folgen der 68er-Bewegung geprägt wurde, was in diesem Buch nicht Gegenstand des Interesses war.

Wir sollten sowohl das Gemeinsame wie das Besondere würdigen. Kein Entweder-oder, sondern auch hier ein großes UND. Das besondere DDR-Erbe in der Seele zu leugnen verfestigt es nur. Es gar so zu verstärken, dass es sich gegen »die da oben« oder »den Westen« wendet, widerspricht den gemeinsamen Zielen und Sehnsüchten und dient unlauteren politischen Zwecken. Deswegen ist der Blick zurück so wichtig, um in eine gemeinsame Zukunft zu führen. Es darf nicht um ein »Wir gegen die anderen« gehen. Und es darf das gemeinsame Wir nicht aufgespalten werden. Wir brauchen ein »Wir«, das auf Werten beruht. Ein »Wir«, das in sich bunt und vielfältig ist und in dem verschiedene Facetten und Aspekte Raum haben. Eine gesamtdeutsche Identität kann nicht einfach beschlossen werden, sondern kann sich nur in diesem Prozess entwickeln.

Auch individuelle Identität ist nie einfach vorhanden, sondern entwickelt sich aus der persönlichen Geschichte, die immer auch eine Geschichte der Kultur, der Gesellschaft, der Familie ist. Der Blick zurück gilt sowohl der politischen und sozialen Geschichte als auch den individuellen und familiären Entwicklungen. Nach ihnen zu fragen und sich mit ihnen auseinanderzusetzen, festigt den Boden und ist ein Beitrag für die Beziehungen innerhalb und zwischen den Generationen. Von dort aus kann die Sicherheit im Hier und Jetzt der Gegenwart wachsen. Auch das gehört zur Demokratie. Wenn Standpunkte sich durch Auseinandersetzungen festigen, können Perspektiven für die Zukunft entstehen und konkrete zukunftsweisende Schritte unternommen werden. Zukunft braucht Herkunft.

Dies gilt auch für die Menschen, die Bürger und Bürgerinnen der Bundesrepublik Deutschland ohne DDR-Geschichte sind. Ihre Haltung gegenüber den Menschen, die in den neuen Bundesländern leben oder in der ehemaligen DDR gelebt haben und sich dann woanders in Deutschland niedergelassen haben, ist vielschichtig und oft zwiespältig. Als die Mauer fiel, hat fast jeder im Westen vor Glück geweint oder zumindest versteckte Tränen in den Augen gehabt. Diesem Berührtsein begegne ich heute noch, wenn Menschen Filme aus dieser Zeit sehen. Es gab und gibt viel Solidarität und Bemühen um Begegnung. Viele versuchten, die für sie oft unbekannten Gegenden der neuen Bundesländer zu besuchen und zu entdecken, viele bemühten und bemühen sich, die Menschen der ehemaligen DDR kennenzulernen.

Auf der anderen Seite existieren auch Herablassung und Arroganz, für die es sachlich und menschlich keinerlei Gründe gibt. Die Quellen für diese Herablassung mögen vielfältig sein. Es gibt in jeder Gesellschaft Menschen, die es anscheinend für ihr Selbstbewusstsein brauchen, auf andere herabzusehen: auf »Ausländer«, auf »Flüchtlinge«, auf »Ossis«. Eine weitere Quelle liegt sicherlich im gegenseitigen Unverständnis. Wenn sich Menschen mit DDR-Vergangenheit als »Bürger zweiter Klasse« gefühlt haben beziehungsweise noch fühlen, dann entspricht dem, dass andere sich als Bürger erster Klasse fühlen. Darin mag sich Überheblichkeit ausdrücken, häufig liegt es aber auch an der Fremdheit, am Unverständnis darüber, wie Menschen mit einer DDR-Geschichte »ticken«. Das teilweise Anderssein als Ausdruck des DDR-Erbes in der Seele ist für viele Westdeutsche, nennen wir sie einmal so, nicht nachvollziehbar gewesen und manchmal immer noch nicht.

Dass Menschen sich unterschiedlich verhalten, denken und fühlen, ist eigentlich kein Problem, solange man sich gegenseitig akzeptiert. Doch um das zu können, braucht es den Dialog, braucht es die Aussprache darüber, braucht es gegenseitiges Fragen, Neugier aufeinander und Interesse aneinander. Sich mit dem DDR-Erbe in der Seele zu beschäftigen, kann und soll, so mein Wunsch, auch dazu beitragen, das Verständnis der Menschen, die in der alten BRD groß geworden sind, für die Menschen aus der DDR zu erweitern und dialogische Prozesse gegenseitigen Austauschs und wechselseitiger Würdigung anzuregen.

KAPITEL 20

DAS DDR-ERBE BEFRIEDEN – WAS TUN?

Wir können die negativen Aspekte des DDR-Erbes nicht einfach abschaffen. Das kann nicht gelingen. Unsere biografischen Erfahrungen hausen sich in uns Menschen ein und werden zu einem selbstverständlich wirkenden Teil unseres Lebens. Es gibt keinen großen Radiergummi, der sie einfach beseitigt. Mein Vorschlag, mit dem DDR-Erbe in der Seele umzugehen, zielt eher darauf ab, mit ihm Frieden zu schließen. Dieser Weg schließt kritische Auseinandersetzungen ebenso ein wie schmerzvolle Erinnerungen und Trauerarbeit. Das kann mühevoll sein. Doch immer wieder gegen das DDR-Erbe anzukämpfen oder vor ihm die Augen zu verschließen ist noch anstrengender und kostet Lebensenergie, die fruchtbarer und glückstiftender genutzt werden kann. Frieden zu schließen bedeutet zunächst in einem ersten Schritt kritische Akzeptanz: Wir sollten akzeptieren, dass das Erbe vorhanden ist und wirkt. Dann können wir dem DDR-Erbe in der Seele produktiv begegnen. Bei jeder einzelnen Person können unterschiedliche Aspekte im Vordergrund stehen, doch wir sollten akzeptieren, dass das DDR-Erbe in der Seele Folgen für uns alle hat, ob westdeutsch oder ostdeutsch sozialisiert, und unser Befinden und Verhalten beeinflusst. Das betrifft die gesamte heutige BRD. Millionen ehemalige DDR-Bürgerinnen und -Bürger leben in den neuen Bundesländern, die mittlerweile so neu nicht mehr sind. Millionen sind in die damals alten Bundesländer umgezogen. Millionen aus dem alten Westen haben im Osten Deutschlands eine neue Heimat gefunden. Zwischen allen gab und gibt es wechselseitige Beeinflussungen. Oft verlor das unterschiedliche seelische Erbe dabei seine Bedeutung, häufig aber auch nicht. Für die Gesellschaft in Deutschland hat es Bedeutung, wenn autoritäre Erziehungsstile nachwirken, wenn Verschweigen und Tabuisierung zur Gewohnheit geworden sind, wenn Spaltungen zwischen »wir da unten« und »die da oben« lebendig bleiben, um nur einige mögliche seelische Erbschaften zu nennen. Wir sind in ganz Deutschland dabei, Schule und Erziehung weiter zu demokratisieren und entsprechend zu reformieren. Wir bemühen uns, gegen rassistisches Denken und Verhalten aufzustehen. Wir kämpfen für Klimaschutz und für Solidarität und gegen Diskriminierung. Das »Wir«, von dem ich hier rede, sind junge Leute wie ältere, Menschen aus dem ehemaligen Osten wie dem ehemaligen Westen. Gerade die jüngere Generation braucht Unterstützung und Kenntnis von allem, was diesem Engagement entgegenstehen kann. Und dazu gehören auch viele Aspekte des DDR-Erbes in der Seele.

Vor allem aber – und das ist mir in allen Gesprächen, die ich für dieses Buch geführt habe, deutlich geworden – betrifft das die Individuen und die einzelnen Familien. Ganz gleich, ob ich in Duisburg oder Potsdam, in Dresden oder Aschaffenburg mit Menschen gesprochen habe, immer ging es auch und meist vor allem um das Verständnis der Menschen für sich, für ihr Denken, Fühlen, Verhalten und um das Verständnis für ihre Eltern und die familiären Beziehungen. Nahezu immer half die kritische Akzeptanz des DDR-Erbes.

»Kritische Akzeptanz« erfordert, sich mit diesem Erbe auseinanderzusetzen: Was mag ich und was nicht, an mir und an dem anderen und überhaupt? Was engt mich in meinen Wahlmöglichkeiten ein und was nicht? Worunter leide ich und worunter nicht? Was lehne ich ab und will es verändern und was kann ich hinnehmen oder wenigstens mit ihm Waffenstillstand schließen? Dem DDR-Erbe in der Seele produktiv zu begegnen umfasst all das und mehr.

Der Weg, das DDR-Erbe zu befrieden, umfasst nach meinen Erfahrungen und den Eindrücken, die ich aus den vielen Interviews gewonnen habe, darüber hinaus mehrere Schritte von besonderer Bedeutung.

Das große Schweigen brechen

Dass das DDR-Erbe für viele Menschen ein großes Schweigen in mehrfacher Hinsicht enthält, habe ich aufgezeigt: ein Schweigen über die eigene Geschichte, ein Schweigen zwischen den Generationen, ein Schweigen, das sich schließlich wie ein Schleier über das Land und die Seelen der Menschen legt. Dieses Schweigen kann auch lärmend daherkommen, indem immer wieder die gleichen Geschichten erzählt werden oder DDR-Erfahrungen verniedlicht oder heroisiert werden. Auch das lärmende, die Schrecken, Demütigungen, Gewalt und Erniedrigungen übertönende Schweigen schließt jede kritische Auseinandersetzung über das, was war, und das, was nachwirkt, aus.

Besonders aufgefallen ist mir in den Gesprächen, wie tief bei vielen Menschen der Graben zwischen den Generationen geworden ist. Auch in der BRD war dieser Graben zwischen der Kriegsgeneration und der Nachkriegsgeneration zu beobachten, als sich das große Schweigen über die Erfahrungen im Nationalsozialismus und im Zweiten Weltkrieg ausbreitete und sich die Sprachlosigkeit zwischen den Generationen zu verewigen schien. In der 68er-Bewegung wurde erstmals – 23 Jahre nach Kriegsende – dieses Schweigen gebrochen, zumindest wurde mit dem Versuch begonnen, sich in den Familien und in der Gesellschaft kritisch damit auseinanderzusetzen, wie die NS- und Kriegszeit mit all ihren traumatischen Erfahrungen die Eltern- und Großelterngeneration prägte und damit auch das Familienleben und die gesellschaftliche Wirklichkeit.

Es dauerte weitere 40 Jahre, bis die Folgen der NS- und Kriegserfahrungen für die nächsten Generationen, bis das Kriegserbe in der Seele umfassend und tiefgreifend thematisiert und öffentlich diskutiert werden konnte. Dieser Prozess ist immer noch nicht abgeschlossen. In Bezug auf das DDR-Erbe in der Seele sollten wir nicht so viel Zeit verstreichen lassen, bis es über die ersten Ansätze hinaus Gegenstand kritischer Auseinandersetzung wird. 30 Jahre sind seit der Wende bereits vergangen.

Das Schweigen zu brechen, kann man nicht einfach beschließen. Dazu bedarf es vieler kleiner Schritte. Notwendig ist, dass vor allem die Jüngeren, die gegen Ende der DDR oder danach geboren wurden, Fragen stellen und mit der Generation der Eltern und Großeltern reden und diskutieren. Sich von der eigenen Neugier leiten zu lassen ist eine gute Orientierung. Manchmal muss man auch ein bisschen zäh und hartnäckig sein und sich nicht mit Ausreden wie zum Beispiel »Das ist doch schon so lange her« abspeisen lassen. Oft dienen auch allgemeine Aussagen wie »Früher war auch nicht alles schlecht« als Abstandshalter oder Abwehrwaffen. Dann ist es wichtig, nachzufragen, was denn konkret gut war und was konkret schlecht. Das Leben ist konkret, die Wahrheit auch.

Manchmal können Menschen nicht oder nur sehr schwer über vergangenes Leid reden. Dann ist das Schweigen ein meist unbewusster Schutz, mit dem sie sich und andere vor schlimmen Erinnerungen bewahren wollen. Dann hat es sich bewährt, zu sagen: »Ich respektiere, dass du jetzt nicht reden möchtest,

UND ich habe Interesse daran, von deinem Leben mehr zu erfahren. Wenn du darüber sprechen möchtest, höre ich gerne zu.«

Auch die Angehörigen der älteren Generationen sind aufgerufen, das Schweigen zu brechen. Diejenigen, die in der DDR gelebt haben, haben einen reichen Erfahrungsschatz und es ist für sie eine Pflicht, ja zumindest eine große Chance, diese Erfahrungen an die nächste Generation weiterzugeben. Ich habe gemerkt, dass es vielen der Menschen, die ich interviewt habe, nicht geläufig war, über ihre Lebenserfahrungen in der DDR und deren Folgen zu reden. Sie waren anfangs scheu und zurückhaltend. Doch im Zuge des Gespräches merkte man und oft sagten sie es auch, dass es ihnen guttat, sich einiges von der Seele zu reden. Dass es für sie wertvoll war, dass andere Menschen ihnen zuhörten und Interesse zeigten. Diese Erfahrung möchte ich gerne an die älteren Generationen weitergeben, um sie zu ermutigen.

Wenn der Dialog an die Stelle des Schweigens tritt, ist es unvermeidbar, dass bei allen Beteiligten unbekannte, ungeliebte, unvertraute Gefühle lebendig werden, dass Verlorenes, auch verlorene Sehnsüchte betrauert werden müssen und Resignation oder Zorn spürbar werden. Wenn wir Menschen diese Gefühle mit anderen teilen und nicht nur in uns versenken, ist das gut. Denn das ist ein Aufbruch zu einem lebendig gespürten Leben.

Gefühle teilen

Ganz gleich, ob wir Angst haben oder Sehnsüchte, ob wir uns ärgern oder lieben – wenn wir Gefühle missachten und nicht wahrhaben wollen, gewinnen sie an Macht und bestimmen unser Leben. Dies ist eine der Regeln in der Grammatik der Gefühle[84], aus der folgt, dass im Umgang mit dem DDR-Erbe meist ein entscheidender Schritt darin besteht, die eigenen Gefühle zu registrieren und ernst zu nehmen. Menschen, die das lange nicht durften, fällt das schwer. Sie können es oft nicht mehr und erfahren manche Gefühle nur sehr vage und verschwommen. Umso wichtiger ist es, auch nur Anklänge von Gefühlen wahrzunehmen und sich ein bisschen Zeit zu nehmen, ihnen nachzuspüren.

Welchen Sinn haben Gefühle? Gefühle sind dazu da, unsere spontanen Begegnungen mit anderen Menschen zu gestalten. Wenn ich Angst vor jemandem habe, weiche ich vor ihm zurück. Wenn ich mich verliebe oder neugierig bin, gehe ich einen Schritt auf eine andere Person zu. Wenn ich mich ekele, ist etwas oder jemand unbekömmlich. Wenn ich zornig bin, will ich etwas verändern an mir, an anderen oder an der Beziehung. Jedem Gefühl wohnt ein Impuls inne, der Ausdruck und Gestaltungskraft für spontane Begegnungen mit anderen ist. Wenn diese Spontanität des Gefühlsausdrucks wie in der DDR so lange boykottiert und unterdrückt wurde, dann wird auch Lebensenergie unterdrückt, zumindest zurückgehalten. Dann kann das Leben verarmen.

Die eigenen Gefühle wahr- und ernst zu nehmen, ist die Voraussetzung dafür, sie mit anderen teilen zu können. Zum DDR-Erbe gehört die Sprachlosigkeit in der Kommunikation über Gefühle.[85] Dem zu begegnen erfordert, dass wir lernen über Gefühle zu sprechen. Das ist auch dann sinnvoll, wenn wir nicht druckreif reden können. »Du, ich hab' so ein merkwürdiges Gefühl …«, kann der Anfang einer gemeinsamen Suche sein. Manche Menschen haben gar keine Sprache mehr für ihre Gefühle. Für die Worte, die Gefühle ausdrücken und mit denen wir Gefühle teilen können, gibt es kein psychologisches Wörterbuch, aber die große Wunderwelt der Literatur, der Gedichte, der Romane, der Filme und dergleichen mehr. Noch wichtiger ist es, wenn wir älteren Menschen unseren Kindern und Enkeln zuhören und zuschauen. Diese sind zumeist, wenn es ihnen noch nicht aberzogen wurde, sehr spontan in ihrem Gefühlsausdruck. Sie überlegen nicht lange, welches Gefühl sie wann zeigen können und welches nicht, oder was die richtige Ausdrucksform ist. Sie weinen, wenn sie traurig sind. Sie schimpfen, wenn sie ärgerlich sind. Sie zeigen ihre Gefühle spontan. Die Kinder und Enkel können auch für die Älteren ein Vorbild sein. Und wenn die Kinder die Worte für Gefühle nicht von den Älteren lernen können, wie es eigentlich angemessen wäre, dann kann man sich oft an ihren Wortschöpfungen erfreuen.

Wesentlich ist, dass Menschen sich die innere Erlaubnis geben, Gefühle zu zeigen und zu teilen. Oft wirken in den Angehörigen zumindest der älteren Generationen noch Leitsätze, aus denen Leidsätze geworden sind, zum Beispiel: »Man muss sich unter Kontrolle halten«, »Gefühl zeigen ist ein Ausdruck von Schwäche«, »Dem Ärger Luft machen ist gefährlich« usw. Es hilft, eigene Leitsätze zu suchen und dagegenzusetzen. Zum Beispiel: »Ich muss meine Gefühle nicht zeigen, aber ich darf es.« Oder: »Gefühle zu zeigen ist kein Zeichen von Schwäche, sondern von Stärke und Mut.«

Wenn wir Menschen Gefühle teilen, zeigen wir uns nicht nur in unseren Rollen, sondern in allem, was uns im Innern ausmacht, unseren Sehnsüchten und Ängsten, Leidenschaften und anderen Facetten unserer Lebendigkeit. Wir bieten damit neue Möglichkeiten, mit anderen Menschen in Beziehung zu treten. Wer sich mit seinen Sehnsüchten und Befürchtungen anderen gegenüber öffnet, wird fruchtbarere Begegnungen erleben, als wenn wir nur Terminkalender abstimmen oder Rezepte austauschen.

Das große UND

Wird das Schweigen gebrochen, wird es keine einfachen Wahrheiten geben. Wer fragt, weiß nicht, welche Antworten kommen und ob sie Gefallen finden. Diese Widersprüchlichkeit betrifft alle Aspekte des DDR-Erbes. Es gab Täter und Täterinnen. Es waren viele Menschen Opfer des Regimes. Viele waren Mitläufer/-innen, arrangierten sich auf irgendeine Art und Weise mit dem DDR-Regime und waren gleichzeitig Opfer der Repression, der Einschränkungen, der Verbote. Für die Beurteilung und die Selbsteinschätzung jedes Menschen gab und gibt es kein Schwarz-Weiß. Da hilft das große UND: Ja, ich habe mitgemacht UND ja, ich habe gelitten. Ja, mir hat vieles in der DDR gefallen UND ja, es war eine Diktatur und es geschah viel Unrecht.

Das große UND ist auch hilfreich, mit dem eigenen Erbe in der Seele und im Verhalten umzugehen. Zum Beispiel: Ja, ich traue mich immer noch nicht, in der Öffentlichkeit meine Meinung zu sagen UND ich habe gelernt, eine eigene Meinung zu haben und ihr zu vertrauen. Ich habe Sehnsucht nach meiner alten DDR-Heimat UND sie existiert nicht mehr. Das ist traurig UND mein Glück. Ich habe Ängste und weiß oft nicht, wo sie herkommen, UND ich akzeptiere diese Ängste und spüre auch meine Kraft und Zuversicht.

Das große UND ist eine Haltung. Wenn wir nicht nur im Entweder-oder-Modus denken und fühlen, verringert sich der Druck und wir können leichter und tiefer durchatmen. Das bedeutet nicht, dass wir alles akzeptieren. Es gibt Bereiche, zu denen ich kein UND kenne oder vertrete, sondern nur ein ganz klares Nein: zu den Schüssen an der Mauer, zur Verfolgung Oppositioneller, zur Unterdrückung freier Meinungsäußerung, zum unsäglichen Menschenhandel (Oppositionelle wurden verhaftet und an die

BRD-Regierung gegen Devisen verkauft), zu Waffenexporten, zu Lügen, zu den Jugendwerkhöfen und anderem mehr. In vielen anderen Bereichen, die das DDR-Erbe in der Seele und im Verhalten betreffen, verhilft die Haltung des großen UND zu mehr Gelassenheit. Sie ermöglicht eine kritische Auseinandersetzung mit Vergangenheit und Gegenwart. Sie kann Frieden stiften zwischen den Generationen.

Carla D., die nach dem Untergang der DDR geboren wurde, erzählt:

»Seit ich mich mit meinen Eltern darüber so intensiv auseinandergesetzt habe, kann ich sie besser verstehen und auch besser so lassen, wie sie sind. Ich bin immer noch mit vielem nicht einverstanden und sie nicht mit dem, was ich denke und tue. Doch wir kämpfen nicht mehr so verbissen. Es wird friedlicher.«

Das große UND kann dazu beitragen, die Sprachlosigkeit und Leere zwischen den Generationen zu ersetzen durch Dialog und Begegnung.

Respekt vor der Lebensleistung

Wir Menschen brauchen Respekt. Wir sehnen uns danach und wir leiden, wenn uns dieser Respekt verwehrt wird. Das gilt für Menschen jeder Generation, in Deutschland wie überall auf der Welt. Wir haben gesehen, dass für viele Menschen die Erfahrung des Untergangs der DDR und seiner Folgen eine Erfahrung der Respektlosigkeit war und ist. Sie fordern und sie brauchen Respekt für ihre Lebensleistung, auch wenn sie mit ihren Erwartungen, Träumen und Sehnsüchten gescheitert sind.

Was ist mit Respekt gemeint? Ich bin darauf schon einmal in Kapitel 14 eingegangen. Respekt bedeutet Achtung, Anerkennung.[86] Welches Wort jeweils benutzt wird, ist zweitrangig. Entscheidend ist die Haltung. Respekt muss nicht Bewunderung oder Ehrfurcht beinhalten. Respekt heißt, dass wir den anderen Menschen sehen und nicht übersehen. Respekt bedeutet, die Lebensleistung anderer Menschen zu achten. Dieser Respekt muss sichtbar, greifbar, spürbar sein oder werden.

Respekt ist immer auch ein Zeichen von Würde und Würdigung. Menschen brauchen, dass sie gewürdigt werden und gleich an Würde sind. Die Deklaration der Menschenrechte bringt dies ebenso zum Ausdruck wie unser Grundgesetz. Die einzige Ausnahme, bei der Respekt und Würdigung ihre Grenzen finden, zumindest meine Grenze, besteht darin, wenn Worte und Taten von Menschen andere Menschen entwürdigen.

Ich habe keinen Respekt vor der Lebensleistung eines Stasioffiziers oder eines sogenannten Pädagogen, der in einem Jugendwerkhof junge Menschen gequält hat. Aber ich habe großen Respekt vor den Menschen, die in den Fabriken, Büros, Kliniken und Läden tätig waren und für sich, ihre Familien und ihre Kinder gesorgt haben, so gut, so selbstverständlich und so aufrichtig es ging. Ich habe großen Respekt vor all denjenigen, die erleben mussten, wie ihre Arbeitsfelder nach der Wende wegbrachen und viele ihrer Kompetenzen und Erfahrungen nicht mehr gefragt waren. Ich habe großen Respekt vor den Überlebenden, den Opfern staatlicher Gewalt, die Gefängnis und Unterdrückung, Diskriminierung und Verfolgung überstanden und einen Weg gefunden haben, sich wiederaufzurichten. Ich habe großen Respekt vor all denen, die geflohen oder ausgewiesen worden sind und sich in einer neuen Umgebung, der Fremde, wieder ein neues Zuhause schaffen mussten. Ich habe auch großen Respekt vor all denen, die sich nicht wiederaufrichten konnten, sondern die zerbrochen oder dauerhaft geschädigt sind, ohne zerstörerisch zu werden und andere zu entwürdigen.

Respekt vor diesen individuellen Lebensleistungen ist ein unabdingbarer Bestandteil, um Frieden zu schließen mit dem DDR-Erbe. Wir, die Gesellschaft und jeder Einzelne von uns, sind aufgefordert, ein klares Nein gegenüber dem, was nicht zu akzeptieren ist, zu formulieren und denjenigen Menschen Respekt zu erweisen, die so viel geschaffen und so viel verloren haben.

Dafür braucht es Worte, ehrliche Worte, und keine Floskeln. Auch hier hilft das große UND. Wir müssen differenziert betrachten und uns in den Dialogen um Differenzierung bemühen. Jeder Mensch hat Schuld auf sich geladen UND (die Ausnahmen habe ich erwähnt) hat Respekt verdient vor dem, wie er sein Leben gelebt hat. Wir brauchen Gesprächsforen in allen Orten der ehemaligen DDR ebenso wie überall im heutigen Deutschland, in denen über die DDR-Erfahrungen und das DDR-Erbe in der Seele diskutiert wird. Wir brauchen Gesprächsrunden im Fernsehen, wo nicht abgedroschene Floskeln von sich gegeben werden, sondern Menschen konkret über ihr Leben in der DDR, während und nach der Wende sprechen und diskutieren. Wir brauchen Vorbilder, prominente Menschen, die dies von sich aus tun und nicht nur »nach vorne« schauen, um Karriere zu machen, während ihre Geschichte mit dem Mantel des Schweigens überdeckt wird. Es gibt Menschen, die sich mit ihrer Geschichte auch öffentlich auseinandersetzen. Aber wir brauchen mehr davon. Wir brauchen mehr öffentlichen Raum für diejenigen, die das Schweigen brechen und damit eine Tür für den Respekt der Lebensleistung vieler DDR-Bürger und -Bürgerinnen öffnen.

Um dem Respekt Raum zu geben, bräuchte es auch Symbole. Wir kennen alle die Macht der Symbole. Der Glücksbringer, der Ehering, die Adventskerze, der Geburtstagskuchen, der Talisman, das Weihnachtsfest, die Mauer in Berlin, der Kölner Dom – all das steht nicht nur für sich selbst, sondern für mehr. Diese Symbole haben häufig größere emotionale Bedeutung, als auf der materiellen oder sachlichen oder vernünftigen Ebene zu verstehen und zu diskutieren ist. Sie haben im Erleben von Menschen, die daraus den Mangel oder die Fülle ihrer Würdigung ersehen, einen »Bedeutungsüberhang«.

Im gesellschaftlichen Kontext ist ein Beispiel für diesen »Bedeutungsüberhang« der Palast der Republik, über dessen Abriss nach der Wende heiß diskutiert wurde. Der Bau dieses Gebäudes war von der SED-Führung als Symbol für die Bedeutsamkeit der DDR auserkoren worden und verschlang enorme Summen, die die Verschuldung der DDR in immer weitere Höhen trieben. Deswegen wurde dieses Gebäude im Volksmund auch als »Ballast der Republik« bezeichnet. Gleichzeitig war er für viele, die in der DDR groß geworden sind, ein Symbol für diesen Teil ihrer Lebenszeit und -geschichte geworden. Den Abriss empfanden manche als Symbol dafür, dass die Erinnerungen an die DDR ausgelöscht werden sollten, vor allem diejenigen waren dagegen, die bewahrt halten wollten, »was gut an der DDR war«. Die Begründung, dass das Gebäude abgerissen werden musste, weil es asbestverseucht war, galt vielen als nicht stichhaltig. Es gab viele Gebäude, die trotz Asbestverseuchung saniert worden waren. Der Abriss des Palastes der Republik war ein Symbol genauso wie der Neuaufbau des Berliner Schlosses an seiner ursprünglichen, das heißt der gleichen Stelle. Das Berliner Schloss, die Winterresidenz der preußischen Könige über mehr als 460 Jahre, dient ebenfalls als Symbol für den Respekt vor dem Preußentum und den preußischen Königen. Auch hier ließe sich trefflich darüber streiten, welchen Aspekten des Preußentums und der preußischen Königsherrschaften der Respekt gezollt wird. Den Kriegen und dem Niederschlagen der demokratischen Volksaufstände sicherlich nicht. Vielleicht eher der preußischen Kunstgeschichte, die in dem Humboldt-Forum, das dort eingerichtet werden soll, zum Ausdruck kommt? Aber braucht es dazu die Fassade des Berliner Schlosses? Wie dem auch sei, in jedem Fall steht das Berliner Schloss für das Preußentum. Deshalb wurden nach dem Zweiten Weltkrieg die Ruinen auf Beschluss der DDR-Führung unter Walter Ulbricht zertrümmert. Und manche DDR-Bürger setzten diese Aktion mit dem Beschluss gleich, den Palast der Republik abzureißen.

An der Diskussion um den Palast der Republik und das Berliner Schloss kann man sehen, welche Bedeutung Symbole haben. Diese Bedeutung sollte nicht länger ignoriert werden, sonst bleiben den DDR-Bürgern nur noch Spreewald-Gurken und Ampelmännchen als Zeichen des Respekts für einen großen Teil ihres Lebens. Wir brauchen Symbole, weniger für die DDR als Staat, sondern dafür, wie Menschen in und aus der DDR diese Jahre und Jahrzehnte erlebt haben. Wir brauchen auch Symbole für die Bürgerbewegung, die den Zusammenbruch der DDR entscheidend herbeigeführt hat, für die Geflüchteten wie für den Alltag, für das Leid und für den Widerstand und für vieles mehr. Welche Symbole Ausdruck des Respekts sein können, das wissen die ehemaligen DDR-Bürger/-innen und nur sie können das entscheiden. Dafür sollten Bürgerforen durchgeführt werden, auf denen diskutiert wird, welche Symbole erhalten werden sollen und welche von Künstlerinnen und Künstlern neu geschaffen werden.

Fast alle Menschen in und aus der ehemaligen DDR sagen, dass es ihnen heute deutlich besser geht, und viele erklären gleichzeitig, dass sie sich als »Menschen zweiter Klasse« fühlen. Das kann offensichtlich nicht so sehr mit der materiellen Situation zu tun haben als vielmehr mit dem gefühlten Mangel an Respekt – auch wenn das in Diskussionen oft miteinander verwechselt wird und so zum Wessi-Ossi-Ärgernis mutiert. Wie dem auch sei: Respekt braucht Symbole, in welcher Art und Weise auch immer.

Verantwortung für die Demokratie übernehmen

In einer Demokratie hat jede und jeder das Recht, »die da oben« zu kritisieren und auf sie zu schimpfen. Doch an der Vorstellung, dass »die da oben« für alles zuständig sind und man keine Verantwortung übernehmen müsse, muss gerüttelt werden. Demokratie beinhaltet, Verantwortung zu übernehmen, für sich und für andere. In diesem Buch wurde an vielen Beispielen deutlich, wie die Spaltung zwischen Privatem und Öffentlichem in der DDR entstand und sich verfestigte. Dass die politische und gesellschaftliche Verantwortlichkeit notgedrungen für die meisten Bürger in der Öffentlichkeit nicht lebbar war, weil dieses Terrain von der SED-Führung besetzt blieb, darf auch in noch so kleinen Resten nicht mehr gelten. Sicher brauchen wir Menschen einen Schutz unserer Intimität und unserer Privatsphäre. Doch wir dürfen uns nicht nur im Privaten verantwortlich zeigen, sondern in allen Bereichen der Gesellschaft. In einer lebendigen Demokratie sind Politik und gesellschaftliches Wirken eine Angelegenheit aller.

Wie in der Corona-Krise stehen Eigensinn und Gemeinsinn nicht gegeneinander, sondern ergänzen sich. Wer sich in Zeiten des Corona-Virus zum Beispiel vor Ansteckungen schützt, schützt auch die Gemeinschaft. Eigensinn ist der Sinn für das Eigene und darf nicht mit Egoismus verwechselt werden, der sich über andere erhebt oder sie ausschließt. Deswegen sind alle Aktivitäten, in denen sich Menschen »eigen-sinnig« für die Gemeinschaft engagieren, vom Klimaschutz bis zum Elternbeirat, von der Patenschaft für alte Menschen bis zum Engagement in politischen Parteien, ein Beitrag dafür, am DDR-Erbe in der Seele wenigstens zu »knabbern«.

Heiner Müller, Schriftsteller und Dramatiker aus der DDR, sagte nach der Wende:

»Diese Mauer oder Eiserne Vorhang war ja auch eine Barriere zwischen zwei Geschwindigkeiten. Jetzt stürzen diese zwei Geschwindigkeiten ineinander. Also die totale Verlangsamung. Was hier stattgefunden hat, war doch der Versuch, die Geschichte anzuhalten, Freiheit einzufrieren. (...) Ein Kühltruhensystem. Jetzt taut die Freiheit auf. Aber was wird aus der Freiheit, wenn sie auftaut? Das erfordert einen ganz neuen Umgang damit und den müssen wir üben. Man muss sich abgewöhnen, diesen Reflex, den wir alle haben: Wenn es ein Problem gibt, dann gibt es einen, der es lösen muss. Den gibt es nicht mehr.«

Brüche, aber nicht gebrochen

»Mit dem Untergang der DDR ist alles zerbrochen«, erzählt Paul Ö., der 1969 geboren wurde, *»auch in mir.«*

Die Biografien zahlreicher DDR-Bürger enthalten Brüche. Nicht nur durch das Ende der DDR, auch durch die Erfahrungen innerhalb der DDR. Bernd N., der ein Jahr früher, 1968, geboren wurde, hatte gerade mit seinem Studium der Literaturwissenschaft begonnen. Als er in einem Seminar eine andere Meinung als sein Professor vertrat – der für die SED und, wie er nach der Wende erfuhr, für die Stasi tätig war –, wurde er vom Studium ausgeschlossen. Das bedeutete, dass er auch an keiner anderen

Universität studieren durfte. Er musste als Hilfsarbeiter arbeiten. Ein Bruch in seiner Biografie. Auch viele Erfahrungen der Flucht oder der damit verbundenen familiären Trennungen wurden und werden als Brüche erfahren.

Eine besondere Art des Bruchs sind traumatische Erfahrungen. Nicht die Gesellschaft der DDR ist traumatisiert, aber viele der Menschen, die in der DDR lebten. Die Folgen habe ich als einen Teil des DDR-Erbes beschrieben. Die Existenz solcher traumatischen Erfahrungen muss gesehen und akzeptiert werden ebenso wie die Notwendigkeit, die Betroffenen zu würdigen und zu unterstützen.

Wenn traumatische Erfahrungen dazu führen, dass in den betroffenen Menschen etwas zerbricht, sie sich gebrochen fühlen, dann können sich Hilflosigkeit und Wut, Resignation und Gefühle des Scheiterns in ihrem Inneren anstauen. Doch es gibt auch andere Wege des Umgangs mit Erfahrungen von Brüchen in der Biografie. Viele Menschen haben Brüche erlebt, sind aber nicht zerbrochen. Die Frage ist, wie ihnen das gelungen ist. Die Antworten lauten:

* Sie haben die Brüche akzeptiert und betrauert, manchmal auch verflucht.
* Sie haben sich bemüht, sich nicht aufzugeben, sondern versucht, ihre Zukunft zu gestalten und, so gut es ging, in die eigene Hand zu nehmen.
* Sie haben einen Sinn für und in ihrem Lebensweg gefunden. Viele darin, für andere zu sorgen: als Verantwortliche für ihre Familien, als Vorbilder für ihre Kinder, als Streiter/-innen für Menschenrechte und Würde.
* Sie sind diesen Weg nicht allein gegangen, sondern haben sich – zumindest meistens – Verbündete, Partner/-innen, Wegbegleiter/-innen gesucht. Jede und jeder muss wissen: Die

Bewältigung des DDR-Erbes in der Seele gelingt nicht allein, sie braucht den Dialog und die gegenseitige Unterstützung anderer Menschen.

Diese Antworten gelten für jede und jeden in anderer Weise und Gewichtung. Doch Erfahrungen von Brüchen zu überleben und einen Lebensweg, den nicht nur andere, sondern auch sie selbst als gelungen bezeichnen, zu beschreiten, ohne zu zerbrechen, beinhaltet zumeist diese vier Antworten als einen roten Faden der Bewältigung.

Werte

Wenn wir uns mit der Geschichte, der Gegenwart und der Zukunft auseinandersetzen und dem DDR-Erbe in der Seele und in unserem Verhalten kritisch begegnen, brauchen wir einen Kompass. Dieser Kompass beinhaltet die Menschenwürde, die Menschenrechte, die Werte, wie sie in den Deklarationen der Menschenrechte seit der Französischen Revolution formuliert und festgehalten wurden. Sowohl die BRD als auch die DDR haben sich in ihren Verfassungen auf sie bezogen. Im heutigen gemeinsamen Grundgesetz heißt es: »Die Würde des Menschen ist unantastbar.« Dies ist keine Zustandsbeschreibung – wir wissen alle, dass die Würde immer wieder verletzt wurde und verletzt wird. Aber das ist eine präambelhafte Forderung, die das gesamte Grundgesetz prägt. Und nicht nur das Grundgesetz, sondern unser gesellschaftliches und persönliches Leben.

Diese Forderung besagt, dass jeder Mensch ein Recht auf Würde und Würdigung hat, ganz gleich, ob er adelig ist oder nicht, ob er zu Gott oder Allah betet oder Atheist ist, ob er reich ist oder arm, als Arbeiter/-in oder Unternehmer/-in tätig ist, ob er weiblich ist oder männlich oder divers, ob er Sozialist ist oder liberal oder konservativ. Diese Forderung zu erheben, reicht nicht. Sie muss praktisch werden. Das Recht der Menschen auf Würde und Würdigung muss jeden Tag aufs Neue errungen werden. Würde ist keine Eigenschaft, über die man verfügt oder nicht. Sie beinhaltet auch die Pflicht, andere zu würdigen und nicht in ihrer Würde zu verletzen. Würde kommt von »Wert«. Ob wir Menschen uns selbst und andere würdigen und wertschätzen, ist ein aktiver Prozess, im Kleinen wie im Großen.

Oft begegne ich einer Polarisierung zwischen Menschen, die die DDR verteidigen, und denen, die sie anprangern. Wir sollten konkret nachfragen: Was hat Ihre Würde verletzt? Was hat sie gestärkt, worin sahen Sie sich gewürdigt? Ich habe diese Frage einigen Menschen gestellt. Gerlinde V. antwortet zum Beispiel:

»Dass Frauen arbeiten konnten und die Arbeitsstelle sicher hatten, das war gut. Das hat mich gestärkt. Dass alles von Männern regiert wurde und dass wir ständig belogen wurden und nicht sagen durften, was wir denken, das war entwürdigend.«

Für Menschen in Ost und West sollte die Frage nach der Würdigung der Kompass sein, mit dem wir unsere Geschichte differenziert betrachten und daraus Schlussfolgerungen ziehen. Die Menschenwürde sollte der Scheinwerfer sein, mit dem wir das DDR-Erbe in der Seele beleuchten, spüren und reflektieren. Was entwürdigt hat und weiterhin entwürdigt, worunter wir leiden, all dem sollten wir uns widersetzen. Was uns erhaltenswert ist, sollten wir achten und verteidigen.

Wenn wir das große Schweigen brechen, würdigen wir auch die Beziehungen zwischen den Menschen. Vielleicht ist vor allem bei einigen älteren Menschen das DDR-Erbe in der Seele so verfestigt, dass sich Trampelpfade gebildet haben, dass sie gar nicht mehr oder nur mühsam die Spur ihrer Lebensüberzeugungen verlassen können. Sich mit seinen Lebensüberzeugungen, aber auch Lebenslügen, seinen verpassten und versäumten Chancen auseinanderzusetzen erfordert eine Bereitschaft und Kraft, die viele nicht mehr aufbringen können oder wollen. Um sich dem widmen zu können, brauchen wir, wie schon gesagt, Vorbilder und ein unterstützendes öffentliches Klima. Vor allem aber sollten wir uns in Ost und West darin einig sein, dass wir alles dafür tun, damit die Kinder und Jugendlichen ihr Gespür für Freiheit und Menschenrechte, das sie alle in sich tragen, bewahren und festigen können. Kinder und Jugendliche brauchen, dass sie gesehen werden und mit ihnen geredet wird, dass sie Spielräume haben, innerhalb deren sie sich entfalten können, dass sie respektiert werden in ihren Gedanken und Meinungen, auch wenn wir Älteren nicht immer mit ihnen übereinstimmen müssen. Wir sollten uns mit dem DDR-Erbe beschäftigen, was die »sozialistische Erziehung« in der DDR hinterlassen hat. Darüber sollten wir reden, auch mit den Kindern und Jugendlichen.

Die Menschenrechte sind in der DDR in vieler Hinsicht und systematisch mit Füßen getreten worden. Das wirkte für die DDR-Gesellschaft auf Dauer so selbstverständlich wie die Macht, mit der jeder Widerstand unterdrückt wurde, bis 1989 der Ruf nach Freiheit unüberhörbar erklang. Wenn wir Bürger/-innen in der heutigen BRD für Menschenrechte eintreten, dann ist das eine Verpflichtung, die diesem Erbe entgegensteht und dazu beitragen kann, das, was durch das DDR-Erbe in der Seele niedergedrückt und eingesperrt wurde, zu befreien. Die Menschenrechte zu würdigen findet nicht nur seinen Ausdruck in politischer Betätigung. Dies zeigt sich auch, wenn wir im Alltag rassistischen Sprüchen und fremdenfeindlichem Verhalten entgegentreten oder unsere Stimme erheben, wenn in der Straßenbahn oder in der Nachbarschaft ein Kind geschlagen wird. Die Menschenrechte zu würdigen ist ein gemeinsamer Wert von Ost und West, ist ein gemeinsames Erbe, das in eine gemeinsame Zukunft führen kann.

Diese Kernelemente haben sich für mich in der Auseinandersetzung mit den Themen dieses Buches und den vielen Gesprächen mit den interviewten Menschen herauskristallisiert. Oft habe ich gehört, man solle doch die alten Dinge ruhen lassen und endlich einen Schlussstrich ziehen. So verständlich manchmal diese Haltung sein kann – die Gespräche haben gezeigt, dass das DDR-Erbe in der Seele vorhanden ist, keine Ruhe gibt und wirkt.

Die Seele kennt keinen Schlussstrich.

ANMERKUNGEN

1. Zu Ängsten und anderen Gefühle: Baer, U.; Frick-Baer, G. 2009 bis 2018d
2. Booß et al. 2014
3. Mehr in Geipel 2014 und 2019
4. Baer, Frick-Baer 2018b
5. Zahlen nach »mediendienst-integration.de«, 22.4.2020
6. *ZEIT-Online*. Die Millionen, die gingen. 2.5.2019, *www.zeit.de*
7. Wegener 2020
8. König 2014, S. 376
9. Während ich dies schreibe, dürfen viele Menschen wegen des Coronavirus ihre Wohnung nicht oder kaum verlassen. Bei manchen aus der ehemaligen DDR entsteht wieder ein Gefühl des »Eingesperrtseins«. Nicht nur bei ihnen, aber bei ihnen besonders.
10. Auch wenn sich gerade, im Mai 2020, viele Grenzen wegen der Corona-Krise wieder geschlossen haben.
11. Geipel 2019
12. Geipel 2019, S. 60
13. Geipel 2014, S. 81
14. Arendt 1993, S. 24 f.
15. Baer, Frick-Baer: Vom Trauern und Loslassen
16. Hensel 2002, S. 160
17. Galtung 1988, S. 9
18. Plänkers 2005, S. 9
19. Mau 2019, S. 12
20. a.a.O.
21. Körner 2020, S. 74
22. A.a.O. S. 34
23. Hier und im Folgenden v.a. nach Kenawi 1996
24. Biste 2015, S. 10
25. Hensel 2019, S. 285

26. a.a.O., S. 7
27. a.a.O., S. 25
28. Für Angela Merkel übrigens auch nicht, als sie Kanzlerin wurde, weder aus ihren DDR-Erfahrungen noch in der BRD.
29. Mau 2019, S. 195
30. Hensel 2019, S. 23
31. a.a.O., S. 22
32. Wegener 2020
33. Hensel 2002, S. 80
34. Siehe Kapitel 2
35. Baer, Frick-Baer 2009
36. Hensel 2019, S. 180
37. Hensel 2002
38. Nichelmann 2019, S. 43
39. Baer/Frick-Baer 2018a
40. Müller 1957, S. 15
41. Schütz 1955, S. 4
42. Lompscher 1969, S. 19
43. MDR.de/Zeitreise 28.3.2020
44. Siebert 1949, S. 111
45. Bunke 2005, S. 68
46. Mau 2019, S. 81
47. Glocke 2011, S. 277
48. Siehe auch Jahn 2010, S. 61
49. a.a.O., S. 83
50. Peickert 2017, S. 142
51. a.a.O., S. 143
52. a.a.O., S. 162f.
53. Sachse 2013, S. 11f.
54. a.a.O., S. 12
55. Als Konsequenz aus diesem Bericht ist mir nur bekannt, dass das Ausbildungssystem für Erzieher/-innen in den Jugendwerkhöfen der DDR reformiert werden sollte. Das System blieb, es wurde mit der Übernahme der SED-Führung durch Erich Honecker sogar noch verschärft.

56. Glocke 2011, S. 309
57. Peickert 2017, S. 205
58. a. a. O. S. 209
59. a. a. O.
60. Krützfeldt, Nad-Abonji. SZ 15./16.9.2018
61. a. a. O.
62. Adorno 1995
63. Fromm 1957
64. a. a. O., Pos. 147
65. a. a. O., Pos. 56
66. Siehe dazu auch: Baer, Koch 2020
67. Gerhard Schürer et al.: Analyse der ökonomischen Lage der DDR mit Schlussfolgerungen, Vorlage für das Politbüro des Zentralkomitees der SED, 30.10.1989. Internet unter Schürer-Papier, www.bpb.de
68. Geipel 2014, S. 81
69. Weizsäcker, 1988
70. Baer 2012
71. Baer, Schotte 2019
72. Baer 2012
73. Fuchs 2000
74. Im Folgenden siehe: Frick-Baer 2015. Dort findet sich auch umfangreiche Literatur
75. U. a. Radebold 2015, Baer/Frick-Baer 2018b
76. Becker 2014, S. 59
77. Fischer/Riedesser 2020
78. Frick-Baer 2013
79. Siehe auch: Baer, Frick-Baer 2016, S. 129 f.
80. Mercier (2004)
81. Baer, Frick-Baer 2016, S. 131
82. Baer, Frick-Baer 2018b
83. Niederland 1966, S. 468
84. Baer, Frick-Baer 2014
85. Maaz 2010
86. Baer, Frick-Baer 2018d

LITERATUR

Adorno, T. (1995): *Studien zum autoritären Charakter*. Berlin

Arendt, H. (1993): *Besuch in Deutschland*. Berlin

Baer, U. (2012): *Kreative Leibtherapie. Das Lehrbuch*. Berlin

Baer, U.; Frick-Baer, G. (2009): *Vom Sehnen und Wünschen*. Weinheim

Baer, U.; Frick-Baer, G. (2014): *Das große Buch der Gefühle*. Weinheim

Baer, U.; Frick-Baer, G. (2016): *Schuldgefühle und innerer Frieden*. Weinheim

Baer, U.; Frick-Baer, G. (2018a): *Wege finden aus der Einsamkeit*. Weinheim

Baer, U.; Frick-Baer, G. (2018b): *Kriegserbe in der Seele. Was Kindern und Enkeln der Kriegsgeneration wirklich hilft*. Weinheim

Baer, U.; Frick-Baer, G. (2018c): *Das ABC der Gefühle*. Weinheim

Baer, U.; Frick-Baer, G. (2018d): *Deine Würde entscheidet*. Weinheim

Baer, U.; Koch, C. (2020): *Pädagogische Beziehungskompetenz*. Mülheim an der Ruhr/Berlin

Baer, U.; Schotte, G. (2019): *Das Herz wird nicht dement*. Weinheim

Becker, D. (2014): *Die Erfindung des Traumas. Verflochtene Geschichten*. Gießen

Biste, C. (2013/2015): *Alltag in der DDR. Sieben Frauen erzählen*. Köln

Booß, C.; Müller-Enbergs, H. (2014): *Die indiskrete Gesellschaft. Studien zum Denunziationskomplex und zu inoffiziellen Mitarbeitern*. Frankfurt am Main 2014

Bunke, F. (2005): »Wir lernen und lehren im Geiste Lenins …«. Ziele, Methoden und Wirksamkeit der politisch-ideologischen Erziehung in den Schulen der DDR. In der Reihe: Finke, K. et al. (Hrsg.): *Oldenburger Beiträge zur DDR- und DEFA-Forschung*, Band 5. Oldenburg

Einsiedler, W. (2015): *Geschichte der Grundschulpädagogik. Entwicklungen in Westdeutschland und in der DDR*. Bad Heilbrunn

Engler, W. (1999): *Die Ostdeutschen. Kunde von einem verlorenen Land*. Berlin

Falk, G.; Schneider, H.-J. (2013): *Kindheit in der DDR. Mit Sandmann, Frösi und Pioniertuch durch vier aufregende Jahrzehnte*. Köln

Fischer, G.; Riedesser, P. (2020): *Lehrbuch der Psychotraumatologie*. München

Frick-Baer, G, (2013): *Trauma – »Am schlimmsten ist das Alleinsein danach«: Sexuelle Gewalt – wie Menschen die Zeit danach erleben und was beim Heilen hilft*. Berlin

Frick-Baer, G. (2015): *Kreative Traumatherapie: Aufrichten in Würde*. Berlin

Fromm, E. (1957): *Die autoritäre Persönlichkeit*. o.V.

Fuchs, T. (2000): *Leib, Raum, Person. Entwurf einer phänomenologischen Anthropologie*. Stuttgart

Galtung, J. (1988): *Strukturelle Gewalt. Beiträge zur Friedens- und Konfliktforschung*. Reinbek

Geipel, I. (2014): *Generation Mauer. Ein Porträt*. Stuttgart

Geipel, I. (2019): *Umkämpfte Zone. Mein Bruder, der Osten und der Hass*. Stuttgart

Glocke, N. (2011): *Erziehung hinter Gittern. Schicksale in Heimen und Jugendwerkhöfen der DDR*. Leipzig

Kleindienst, J.; Hantke, I. (Hrsg.) (2017): *Im Konsum gibt's Bananen. Alltagsgeschichten aus der DDR. 1946 bis 1989*. Berlin

Körner, T. (2020): *In der Männerrepublik. Wie Frauen die Politik eroberten*. Köln

Hensel, J. (2002): *Zonenkinder*. Reinbek

Hensel, J. (2019): *Wie alles anders bleibt. Geschichten aus Ostdeutschland*. Berlin

Israel, A.; Kerz-Rühling, I. (Hrsg.) (2008): *Krippenkinder in der DDR. Frühe Kindheitserfahrungen und ihre Folgen für die Persönlichkeitsentwicklung und Gesundheit*. Frankfurt am Main

Jahn, U. (2010): *Jugendwerkhöfe in der DDR*. Weimar, Erfurt

Kaminsky, A. (2016): *Frauen in der DDR*. Berlin

Kenawi, S. (1996): *Frauengruppen in der DDR der 80er-Jahre. Eine Dokumentation*. Berlin

König, C. (2015): *Flüchtlinge und Vertriebene in der DDR-Aufbaugeneration. Sozial- und biographiegeschichtliche Studien*. Leipzig

Krützfeldt, A.; Nad-Abonji, N. (2018): »Lieber sterben. Der Geschlossene Jugendwerkhof Torgau war einst die Endstation der

DDR-Erziehung. Was dort geschah, belastet die Opfer bis heute. Die Geschichte eines systematischen Missbrauchs«. In: *Süddeutsche Zeitung*. 15./16. September 2018

Lompscher, J. (1969): *Die Erziehung der jüngeren Schulkinder*. Berlin

Lifton, R. S. (1988): *Ärzte im Dritten Reich*. Stuttgart

Maaz, H.-J. (2010): *Der Gefühlsstau. Psychogramm einer Gesellschaft*. München

Mau, S. (2019): *Lütten Klein. Leben in der ostdeutschen Transformationsgesellschaft*. Berlin

Mercier, P. (2004): *Nachtzug nach Lissabon*. München

Miller, A. (1983): *Am Anfang war Erziehung*. Frankfurt

Müller, S. (1957): »Über Wesen, Ziel und Inhalt der sozialistischen Erziehung«. In: *Neue Erziehung im Kindergarten*. Heft 20

Nichelmann, J. (2019): *Nachwendekinder. Die DDR, unsere Eltern und das große Schweigen*. Berlin

Niederland, W. G. (1966): *Folgen der Verfolgung. Das Überlebenden-Syndrom*. Würzburg

Peickert, K. (2017): *Wenn sich das Glück verspätet. Jugendwerkhof Torgau: Ein Ort böser Erinnerungen*. Niederjahna

Plänkers, T. et al. (2005): *Seele und totalitärer Staat. Zur psychischen Erbschaft der DDR*. Göttingen

Radebold, H. (2015): *Die dunklen Schatten unserer Vergangenheit. Hilfen für Kriegskinder im Alter*. Stuttgart

Sachse, C. (2013): *Ziel Umerziehung. Spezialheime der DDR-Jugendhilfe 1945–1989 in Sachsen*. Leipzig

Schütz, H. (1955): »Zu Besuch in einem westdeutschen Seminarkindergarten«. In: *Neue Erziehung im Kindergarten*. Heft 3

Siebert, H. (1949): »Einführung in die marxistische Erziehungswissenschaft«. In: *die neue schule*, 4, Heft 1 bis Heft 11

Weizsäcker, V. von (1987): *Gesammelte Schriften. Bd. 7*. Frankfurt a. M.

Weizsäcker, V. von (1988): *Der kranke Mensch*. In: *Gesammelte Schriften. Bd. 9*. Frankfurt a. M.

Wolle, S. (1998): *Die heile Welt der Diktatur. Alltag und Herrschaft in der DDR 1971–1989*. Berlin

Wegener, B. (2020): »Die Heimat ist ein für allemal weg.« Interview in: *Süddeutsche Zeitung* 11.3.2020

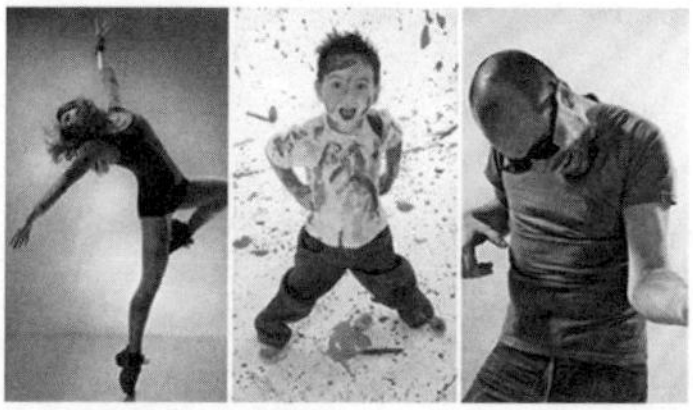